Georg Sticker

Über Naturheilkunst

Über Naturheilkunst

Vier Reden

von

Georg Sticker

Prof. Dr. med. in Bonn a. Rh.

Verlag von Alfred Töpelmann
(vormals J. Ricker) ▫ Gießen ▫ 1909

Druck von C. G. Röder G. m. b. H., Leipzig.

Vorwort

Die folgenden Reden enthalten die Einleitung und die Grundlinien zu den Vorlesungen über allgemeine Therapie, die ich vom Jahre 1895 ab ein Jahrzehnt hindurch an der Hessischen Ludwigsuniversität gehalten habe.

Ungefähr in der gegenwärtigen Form wurden sie in den Jahren 1904 und 1905 zur Belehrung geschätzter Laienkreise gesprochen, aus denen wiederholt an mich die Frage gelangt war, was von der Naturheilkunst zu halten sei. Da meine Antwort: „Alles und gar nichts!" Aufmerksamkeit erregt hatte, ohne zu befriedigen, ließ ich mich gerne zu einer ausführlichen Darlegung der Sache bestimmen.

Der dann folgenden Aufforderung einiger Hörer, ihnen die gesprochene Belehrung auch gedruckt zugänglich zu machen, komme ich heute nach. Ich gebe die Vorträge erweitert heraus mit dem Wunsche, der Laie möge die gewünschte Aufklärung, die Schule Andeutungen für das natürliche System der Heilkunst darin finden.

Selhof, im Juli 1908.

Inhalt

1.
Die Schule und ihre Widersacher

Sehr geehrte Versammlung!

Alfons von Este, der Herzog von Ferrara, und seine Gemahlin Lucrezia Borgia unterhielten sich eines Abends mit ihren Höflingen über die Frage, welches Gewerbe die meisten Vertreter hätte. Die Schuhmacher sind am zahlreichsten, meinte der eine; nein, die Schneider, ein anderer; wieder andere nannten die Zimmerleute, die Winkeladvokaten, die Taglöhner. Da sagte der berühmte Hofnarr Gonelli: Zahlreicher als irgendwelche anderen Leute sind die Ärzte, und als sein Herr dies lebhaft bestritt, erbot er sich, binnen vierundzwanzig Stunden seine Behauptung zu beweisen.

Am andern Morgen trat Gonelli aus seinem Hause, den Kopf mit einer großen Nachtmütze bedeckt und das Gesicht mit einem dicken Tuch verbunden, darüber einen Hut und um die Schultern fest den Mantel gezogen. So ging er durch die Engelstraße nach dem Palast des Herzogs.

Der Erste, der ihm begegnete, fragte ihn, was ihm fehle, und er antwortete: Ich habe heftiges Zahnweh! — Bah, mein Freund! sagte der Andere; ich kenne das beste

Rezept in der Welt dawider, und er teilte es ihm gleich mit. Gonelli tat, als ob er das Rezept in seine Schreibtafel schriebe, schrieb aber den Namen des Ratgebers auf.

Ein paar Schritte weiter redeten ihn zwei oder drei mit derselben Frage an, und jeder verriet ihm ein sicheres Heilmittel. Auch ihre Namen schrieb Gonelli sich auf.

Und indem er seinen Weg fortsetzte, begegnete ihm nicht ein Einziger, der ihm nicht irgendein Mittel empfahl; Jeder ein anderes, mit der Versicherung, daß es wohl erprobt, zuverlässig und untrüglich sei. Gonelli schrieb immer den Namen des Ratgebers auf.

Als er in den Hof des Palastes gekommen war, wo Jeder ihn kannte, da sah er sich gleich von einer ganzen Schar Leute umgeben, die alle darauf bestanden, ihm ein Mittel gegen seine Zahnschmerzen zu geben, und jeder versicherte, daß er das beste in der Welt habe. Er dankte ihnen allen und schrieb jeden Namen auf.

Als er in das Zimmer des Herzogs eintrat, rief dieser ihm entgegen: Aber, Gonelli, was hast du denn? – Dieser antwortete kläglich unter Tränen: Mich quält der schlimmste Zahnschmerz, den es je gegeben hat. – Da sagte Seine Hoheit: O Gonelli, ich kenne ein Mittel, das unverzüglich deinen Zahnschmerz beseitigt, sogar wenn der Zahn hohl ist. Mein Leibarzt, der Meister Antonio Musa Brassavola hat nie ein besseres verordnet. Tue dies und das, und du bist sofort geheilt. Da warf Gonelli rasch seine Kopfverpackung ab und rief aus: Auch du, Hoheit, bist ein Arzt! Siehe hier mein Verzeichnis, wie viele Ärzte ich zwischen meiner Wohnung und der deinigen gefunden habe. Es sind beinahe zweihundert, und ich bin doch nur durch eine einzige Straße gegangen. Ginge ich durch die ganze Stadt, ich fände leicht mehr als zehntausend. Nun sage mir, ob irgendein Gewerbe von so vielen Leuten betrieben wird wie die Heilkunst? –

Diese Geschichte trug sich vor vierhundert Jahren zu. Inzwischen änderten sich die Zeiten, aber nicht die Sitten.

Im Jahre 1761 schrieb der berühmte Doktor Tissot in Lausanne in seiner ärztlichen Belehrung für den einfältigen Mann folgendes: „Das schlichteste Handwerk muß erlernt werden; man kann kein Schuhflicker werden, kein altes Stück Leder ausbessern, ohne erst Schusterlehrling gewesen zu sein; und die allernotwendigste, nützlichste und schönste Wissenschaft sollte keiner Erlernung bedürfen? Man vertraut die Ausbesserung einer Uhr nur einem Solchen an, der viele Jahre darauf verwendet hat, ihre Zusammensetzung und die Ursachen kennen zu lernen, von denen der richtige und unrichtige Gang abhängt; aber die Ausbesserung der zusammengesetztesten, zartesten und kostbarsten Maschine will man Leuten anvertrauen, die von ihrer Einrichtung, von den Ursachen ihrer Bewegungen und von den Werkzeugen, die sie wieder in Ordnung bringen können, nicht den geringsten Begriff haben."

„Wenn ein wegen seiner Schelmereien vom Regiment weggejagter oder aus Leichtsinn entlaufener Soldat, ein Bankerottierer, ein verunehrter Geistlicher, ein trunksüchtiger Barbier oder sonst ein nichtsnutziger Mensch durch die Zeitung bekanntmachen wollte, daß er Edelsteine auf das vollkommenste fasse, so würde ihm Niemand für vier Groschen falsche Steine anvertrauen, und er müßte Hungers sterben. Aber weil er, anstatt sich für einen Juwelier auszugeben, sich als Arzt empfiehlt, so strömt die Menge hinzu, und Tausende vertrauen ihm ihr Leben an und bezahlen seine gefährliche Hilfe mit viel Geld."

Tissots Belehrung blieb nicht ohne Wirkung. Nach dem Erscheinen der ersten Auflage seines Buches wurde in der Schweiz die Reklame der Marktschreier und Afterärzte durch die Zeitungen verboten. Da aber die Verleger der Zeitungen sich über einen großen Ausfall ihrer Einnahmen beklagten, so wurde sie bald wieder erlaubt. — Auch in Frankreich machte die Belehrung vorübergehenden Eindruck. Als sich im Jahre 1766 in Montpellier Marktschreier einfanden, setzte das Volk sie rückwärts auf abgetriebene Esel und führte sie unter Spott und Gelächter aus der Stadt hinaus.

Indessen blieb auch diese Begebenheit vereinzelt. Jedenfalls fand sie in England keine Nachahmung.

Hier ging im Jahre 1853 der Leibarzt der Königin Viktoria, Sir Henry Holland, über die große Londonbrücke und sah am Brückenkopf einen Balsamverkäufer unter lauten Anpreisungen seinen Kram aufstellen. Der Mann kam ihm bekannt vor, und da auch dieser ihn wie einen alten Bekannten anschaute, so trat er durch die dicht herbeiströmende Menge, die den allheilenden Lebensbalsam kaufen wollte, an den Krämer heran. Wie erstaunt war er, in ihm einen Arzt zu sehen, von dem er wußte, daß er vor zehn Jahren ein gutes Examen gemacht und sich dann als Arzt in London niedergelassen hatte. Auf seine Frage, was er hier treibe und wie es ihm gehe, teilte ihm der Mann mit, daß er bis vor drei Jahren auf keinen grünen Zweig habe kommen können, daß es ihm jetzt aber sehr gut gehe. Er preise und verkaufe seinen unschuldigen Balsam und kehre jeden Abend mit gefülltem Geldkasten heim. Er hoffe, in Kürze so reich zu sein, daß er ohne sein ehrloses Gewerbe leben könne.

Aber, sagte Sir Henry, wie kann ein Mann, der eine gute Erziehung genossen hat und ein so gründliches Wissen besitzt wie Sie, zum Scharlatan werden?

Statt einer Antwort gab der Balsamverkäufer eine Gegenfrage: Wieviel Menschen, glauben Sie, gehen täglich über diese Brücke? – Gegen dreißigtausend, sagte Sir Henry. – Wie viele davon rechnen Sie zu den Gescheiten? – Dreihundert. – Das ist viel zu hoch eingeschätzt. – Doch wohl hundert? – Auch das ist noch zu viel. Sagen wir zehn. Diese zehn Leute, mein Herr, gehen, wenn sie krank sind, zu Ihnen und Ihren Kollegen; wie ich selbst mich von Ihnen behandeln lassen würde, wenn ich einmal krank sein sollte. Aber die neunundzwanzigtausend neunhundertundneunzig anderen Menschen schenken mir und meinesgleichen ihr Vertrauen. –

Meine Herren und Damen! Die kleinen Erzählungen, die Sie eben gehört haben, werden Ihnen vielleicht noch im Gedächtnisse sein, wenn die ernsteren Erörterungen, zu denen wir jetzt übergehen, sich längst in Ihrer Erinnerung verwischt haben.

Was ich eigentlich mit Ihnen besprechen wollte, ist die Bedeutung des Wortes **Naturheilkunst**, von dem man heute soviel reden hört, daß es nachgerade eine öffentliche Angelegenheit geworden ist und mehr und mehr anfängt, die Gebildeten wie die Ungebildeten zu verwirren.

Ich beabsichtige, über das Verhältnis zwischen Naturheilung und Heilkunst zu reden.

Das Wort Heilkunst brauche ich, so dürfte mancher von Ihnen denken, kaum zu erklären. Bedeutet es nicht schlechtweg die Kunst, Verletzte herzustellen, Kranke gesundzumachen? – Gewiß, das ist sein ursprünglicher und unveräußerlicher Sinn, und wer es anwendet, kann nicht mißverstanden werden. Aber täusche ich mich nicht, so werden Sie am Ende meines Vortrages sagen: so klar und schlicht wie das kleine Wort klingt, so tief und groß ist sein Inhalt und Niemand sollte es leichtfertig gebrauchen dürfen.

Das Wort Naturheilung ist weniger deutlich als das Wort Heilkunst. Es hatte einmal seinen alten einfachen Sinn. Aber Zeit und Mißbrauch haben ihm einen schwankenden Inhalt gegeben, der seinen Gebrauch bedenklich macht und darum jeden, der es anwendet, verpflichtet, zu erklären, wie er es verstanden haben will.

Naturheilung ist von altersher das ehrwürdige, ja heilige Symbol der Ärzte, die sich zu dem Satz bekennen: Die natürlichen Kräfte, die das Leben des gesunden Menschen erhalten, heilen ihn auch, wenn er krank geworden ist; aber nicht immer. Wo sie versagen oder zögern, kann der Wissende sie unterstützen. Ohne sie vermag aber auch der Tüchtigste nichts. Der Arzt sei also ihr Diener und vermesse sich nicht, ihr Meister zu sein.

Die Prägung dieses Bekenntnisses knüpft die Geschichte an einen Mann, den sie mit Sokrates und Phidias und Perikles und Plato und Sophokles zugleich nennt, um jene wunderbare Zeit zu bezeichnen, wo alle Kräfte des Menschengeistes in Einem Menschenalter, an Einem Ort zugleich sich in unwiederbringlicher Herrlichkeit entfaltet haben. Der erstaunliche Arzt, den hier die Geschichte preist, hieß Hippokrates. — Er selbst führt mit der Bescheidenheit, womit wahre Geistesgröße gepaart ist, die Grundlagen seines ärztlichen Wissens und Könnens weiter zurück auf große Männer der Vorzeit, auf Männer, die die Ehrfurcht des Volkes zu Göttern und Göttersöhnen erhoben hat, auf Apollo und Äskulap; sich selbst betrachtet er als einen Erben alter Weisheit und einen Vermehrer der Erfahrungen und Erprobungen, an denen viele Generationen seines Standes und Geschlechtes in langen Zeiten gesammelt haben.

Nach Hippokrates wie vor ihm sind Männer gewesen, die den Grundsatz seiner Kunst nicht verstanden haben, die diesen vernachlässigten oder ausdrücklich verwarfen.

Es kamen die lärmenden Scharlatane in der römischen Kaiserzeit, die unter der Fahne des Prahlers Asclepiades schwuren: nie sei den sogenannten Heilbestrebungen des Körpers zu trauen; die natürlichen Kräfte des Organismus seien sein Verderben in Krankheiten; nur die Kunsthilfe der Wenigen, die sich Heilkundige nennen dürften, – die Vertreter des jüngsten Zeitgeistes natürlich, – und nur ihre Mittel, die sie allein kännten und richtig anzuwenden verstünden, brächten Segen und Heilung. Die angebliche Heilkunst des Hippokrates sei eine Dienerin des Todes.

Es kamen die Araber mit ihren Übertreibungen und Spitzfindigkeiten, die zuerst die einfachen Mittel, mit denen die Hippokratiker dem leidenden Organismus zu Hilfe kommen, ins Unendliche vervielfältigten und dann die lebendige Kunst töteten, indem sie das Wissen vom Können trennten, Bücherwissen an Stelle der Lebensweisheit setzten, Gelehrtentum und Handwerkertum im ärztlichen Stande sonderten.

Es kamen die erkenntnislosen Träumer und Schwärmer im Mittelalter, die aus den trüben Quellen mißverstehender und mißverstandener Kompilatoren, aus den Kräuterbüchern des Volkes, aus den Offenbarungen der Alchimisten, aus den Orakeln der Astrologen ursprüngliche Weisheit zu schöpfen glaubten.

Es kamen die Spötter einer vorurteilslosen Weltweisheit, von Demokrit bis Martial, von Montaigne bis Schopenhauer, die die Ärzte für Betrogene und Betrüger erklärten und alle Genesungen als alleiniges Werk der Natur, für welches der Arzt die Bezahlung einstreiche.

Es kamen die Aufklärer unter den Ärzten selbst, die da laut oder heimlich versicherten, es gäbe keine Heilkunst. Die Medizin sei eine reine Wissenschaft, dazu da, die Krankheiten zu erforschen und zu beschreiben; ihre Würde liege im Erklären, nicht im Können. Der Kranke, der sich den Luxus eines Arztes gestatte, müsse froh sein, mit Leib und Leben den erhabenen Aufgaben der Wissenschaft dienen zu dürfen; und daß er nebenbei noch bezahle, sei freilich nicht so leicht zu begründen. Aber der Arzt müsse leben und dafür, daß er sein Heilwerk so zum Schein weitertreibe, sei er doch genügend entschuldigt mit dem Zauberspruch des Reinecke Fuchs: Nekräst negibäul geid sum namteflih dnudna mein tedachs.

So griffen immer und immer wieder äußere und innere Feinde die hippokratische Heilkunst an und verhöhnten ihre Lehre von der Naturheilung als Retterin in Krankheiten und von der Kunstheilung als ihrer Dienerin. Angetan haben sie ihr nichts. Die Lehrer, die sie vertraten, die Schüler, die ihr vertrauten, bildeten eine Schar, die fort und fort durch die Jahrhunderte wuchs, als die Gemeinde aller der Ärzte, die nie müde werden im Forschen um die Bedingungen einer segensreichen Heilkunst und sich nie genug tun in der Läuterung ihres Wirkens. – Der Geist des Hippokrates war es, der die Ärzteschulen des alten Griechenlands und Vorderasiens gründete; der nach dem Untergang der alten Kultur die Söhne des heiligen Benedikt in Montecasino, in Oxford und Cambridge, in Fulda und auf der Reichenau zu Ärzten erzog; der die weltberühmte Schule zu Salerno, später um das Jahr Tausend die nicht weniger berühmt gewordene Schule von Montpellier stiftete. Er war es, der unter dem Hohenstaufenkaiser Friedrich dem Zweiten den medizinischen Unterricht an die Staatsuniversitäten knüpfte und für die medizinische Praxis gesetzliche Ordnung und Schutz erwarb. Er war es, der von Zeit zu Zeit die seltenen Männer erweckte, die wir als Meister der Heilkunst feiern, weil sie mit sicherem Blick und unbestechlichem Urteil das Gute und Bleibende aus dem ungeheuren Wust dessen, was ein beschränkter Zeitgeist Gewinn und Fortschritt in der Heilkunst nennt, lehrend und wirkend absonderten; Aretäus, Theophrast von Hohenheim, Ambroise Paré, Baglivi, Boerhaave, Larrey, Trousseau, Kußmaul und viele andere; er ist es, der die heutige Medizin durchdringt, die sich als naturwissenschaftliche Heilkunde mit Bewußtsein die Aufgabe stellt: mehr und mehr aus dem Dunkeln ins Helle zu dringen. – Was man heute Schulmedizin nennt, was der Staat als Schule anerkennt und fördert, was von Ungeweihten, von Afterärzten und Pfuschern gelästert wird, ist die hippokratische. Man kann sie nennen, wie man will. Der Name ist gleichgültig, ihr Geist bezeichnet sie; und ihr Wahlspruch: der Arzt soll Naturheilkundiger sein, ehe er Heilkünstler sein kann, muß sie rechtfertigen. –

Wir werden ihre Rechtfertigung ausführlicher vernehmen. Hören wir zuerst die Stimmen Anderer, die seit einiger Zeit mit lauten Versicherungen den Anspruch erheben, „Naturheilkundige" und „Naturheilkünstler" zu sein.

Sie bilden eine stürmende Masse, die sich in schroffen Gegensatz zur naturwissenschaftlichen Medizin stellt und den Kampfruf erhebt: Nieder mit der Schule, weg mit den Ärzten, die aus ihr hervorgehen! Nur wer die natürliche Heilkunst hat, bringt wahre Hilfe! Naturheilkunde sei die Losung, nicht Schulmedizin; Volksheilkunde, nicht Staatsmedizin!

Diese Stürmer bedeuten keineswegs eine geschlossene Einheit, wie ihr eintöniger Kampfruf vermuten lassen könnte. Nach verschiedenen Beweggründen und Ansprüchen zerfallen sie in durchaus verschiedene Gruppen, deren Glieder sich gegenseitig und untereinander unablässig befehden und verunglimpfen und nur in einer einzigen Meinung einig sind, daß die zünftigen Ärzte auszurotten seien.

Naturheilkundige nennen sich zunächst **Dilettanten der Heilkunst**, d. h. Leute, die zufällig in die Lage kommen oder auch von innerem Drang sich getrieben fühlen, Menschen und Vieh in Krankheiten und Gebrechen Hilfe anzubieten, ohne die Gelegenheit gehabt oder gesucht zu haben, durch Lernen und gesichertes Können oder gar durch staatliche Prüfung und Genehmigung dazu befugt zu sein. Viele von ihnen rühmen sich geradezu: Nicht die Schule, nicht der Staat, die Natur hat uns zu Ärzten gemacht! – Meistens sind es Bauern und Schäfer, Hufschmiede und Heilgehilfen, Hebammen und Dorfbader, gelegentlich auch Gräfinnen, Gutsbesitzer, Priester, die diese Weihe der Natur für sich in Anspruch nehmen.

Wir dürfen nicht leugnen, daß in dieser Gruppe neben einer Unzahl von Leuten, für die die Namen Quacksalber und Pfuscher gut genug sind, es stets einige wenige gegeben hat, die die Hochachtung ihrer Mitmenschen und eine besondere Beachtung der Schule verdienen. Es sind das zunächst die, welche mit ihren Bestrebungen wenig über die allgemeine Krankenpflege hinausgehen und mehr ein rein menschliches oder christliches Erbarmen üben, als unberechtigte Eingriffe am Krankenbett sich anmaßen wollen; es sind das sodann aber auch noch solche, die mit den sogenannten Volksmitteln wirken oder unbewußt Anleihen bei der Schule machen und diese in volkstümlicher Weise verwerten. Was derartigen Dilettanten der Heilkunst ein Recht auf das Zutrauen des Volkes gibt, das ist außer dem Trost und der Hilfe, die sie bringen, eine unbegrenzte Uneigennützigkeit. Sie wirken oft deutlicher um der guten Sache willen als die Glieder des ärztlichen Standes, die von ihrer Kunst leben müssen, es immer können oder wollen. Was einige unter ihnen dem vorurteilslosen Arzte merkwürdig und beneidenswert macht, ist ihre natürliche Anlage zum ärztlichen Wirken, die sie wohl hier und da deutlich befähigt, mit schlichten Mitteln und in Einfalt das zu erreichen, was mancher gelehrte Mediziner vergeblich anstrebte. Öfter freilich findet man bei ihnen eine anmaßende Geschicklichkeit, auf das liebe Publikum mit Worten und Versicherungen den leeren Zauber auszuüben, der dem Manne mit wissenschaftlicher Bildung abgeht.

Jene aus dem Volke hervorgegangenen geborenen Heilkünstler werden, wenn sie ihr Wissen und Können der Nachwelt überliefert haben, von der Schule unbedenklich zu den ihrigen gerechnet, und sie werden, wenn ihr Wirken einen bleibenden Gewinn oder ein Vorbild für die Kunst bezeichnet, von der Schule gerne als Lehrer durch alle

Zeiten hindurch anerkannt, wie der römische Gutsbesitzer Celsus im ersten Jahrhundert nach Christus und die Äbtissin Hildegardis auf dem Rupertsberg bei Bingen im zwölften Jahrhundert.

Die Schule ist in der Anerkennung draußenstehender Leistungen sehr weitherzig, mitunter sogar allzu nachgiebig, indem sie nämlich den Namen eines Dilettanten wohl an Dinge heftet, die längst in ihrem Besitz waren; so wenn sie von „Prießnitzschen Umschlägen" spricht, wo sie ebensogut und richtiger von hippokratischen sprechen könnte, oder wenn sie das „Kneippsche Güsse" nennt, was die Ärzte der römischen Kaiserzeit alltäglich anwendeten.

Weit entfernt davon, die durch Naturanlage Berufenen und durch außergewöhnliche Verhältnisse zu Ärzten Bestimmten zu verfolgen und zu verunglimpfen, macht sie sich immer eine Ehre daraus, diesen ihre Titel und Ämter anzubieten, wie sie noch jüngst an dem Beispiele des Chemikers Pasteur bewiesen hat. Denn sie kann nicht vergessen und wird es nie leugnen, daß natürliche Begabung über aller Schulung steht, und daß die Aufgabe, das Gute zu bewahren und zu überliefern, keineswegs das Vorrecht ursprünglicher Schöpfungskraft einschließt.

Vor aller Schulmedizin war Volksmedizin da; die Kunstmedizin ist aus der einfältigen Selbsthilfe und Wechselhilfe des Volkes hervorgegangen und wird für und für von der Volksmedizin bereichert, wie ja ganz allgemein das Bewußtsein auf dem Unbewußten ruht und nur aus seinem Grunde auftaucht. Der Volksmedizin verdanken wir die Anfänge der Wundpflege und der Geburtshilfe, ihr die Kenntnis von den wohltätigen Wirkungen der Heilquellen und Bäder; ihr eine Reihe von Mitteln, ohne die wir nicht gerne Ärzte sein möchten. Das Opium, das Fingerhutkraut, der Arsenik, das Quecksilber, die Weidenrinde, die Chinarinde, die Kokablätter sind ursprünglich Volksmittel gewesen.

Der Volksmedizin verdanken wir die Kenntnis von der Schutzwirkung des Kuhpockeneiters gegen die Blattern, ihr die künstliche Giftfestigung gegen Schlangenbiß und somit die Anfänge aller Schutzimpfung und Serumtherapie.

Wir Ärzte haben also keine Veranlassung, Verweser der Volksmedizin zu verachten, wo sie in erfolgreichem Wirken hervortreten; vielmehr erinnern wir uns immer wieder an den Rat des ehrlichen Paracelsus, eher einmal bei den Landleuten und Schäfern nach wahren Heilmitteln zu suchen als bei Honaïn und Avicenna und Albucasis und Galen.

Es hat Zeiten gegeben, wo die naturheilkundigen oder volksheilkundigen Dilettanten unentbehrlich waren. Es sind das die Zeiten, wo es wissenschaftlich gebildete Ärzte nicht oder nur in ungenügender Zahl gab. Da erschienen der wundenkundige Jäger, die erprobte Urahne kinderreicher Geschlechter, der erfahrene Hofbesitzer mit zahlreichem Gesinde und Vieh, der gelehrte Mönch, der menschenfreundliche Pfarrer, die ratbringende Edelfrau als willkommene Helfer in der Not. Das lebendige Wissen und Können solcher Hilfsbereiten vererbte sich von Geschlecht zu Geschlecht und, wo es nicht zu blöden Rezeptsammlungen verdarb und in Hausapotheken unterging, da steigerte es sich gelegentlich — besonders wenn eine zusammenhängende Gemeinde es hegte und pflegte, — zu einer Höhe, die an das hippokratische Ideal heranreichte. Ich denke hier vor allem an die Klosterschulen in Rom und in anderen Städten während der ersten Hälfte des Mittelalters, die ihren Ruhm wohl verdient haben.

Es ist nun immer mißlich, wenn ein Mensch neben seinen Tagespflichten sich einer Lieblingstätigkeit hingibt, der in Wirklichkeit nur die gewachsen sein können, die ihr ganzes Sein davon erfüllen lassen. Der Widerstreit der Pflichten kann nicht ausbleiben. Das wollte unter anderem die Kirche betonen, als sie im zwölften und dreizehnten Jahrhunderte auf mehreren Konzilien den Geistlichen und den Ordensmännern unter schweren Strafen verbot, neben der Seelsorge die Heilkunst auszuüben. Einzelne Klöster umgingen das Verbot, indem sie Laienbrüdern die ärztliche Sorge für ihre Häuser und für die Lehensleute auferlegten; und mit Rücksicht auf die Bedürfnisse der Zeit ließen Bischöfe Päpste und dieses Auskunftsmittel gelten. Als aber mit der Medizinalordnung vom Jahre 1224 im römischen Reiche deutscher Nation dafür gesorgt war, daß staatlich ausgebildete Ärzte und Wundärzte und staatlich beaufsichtigte Apotheken mehr und mehr erreichbar wurden, und als so die ärztliche Tätigkeit der Mönche und Priester überflüssig wurde, da verschärfte die Kirche aufs neue ihr Verbot; nicht mit dauerndem Erfolge. In den folgenden Jahrhunderten blieb die Ausübung der Heilkunst durch Geistliche so allgemein, nahm sogar so überhand, daß im vierzehnten, fünfzehnten und sechzehnten Jahrhunderte wiederholt Prediger von den Kanzeln herab dawider eiferten. So der berühmte Geiler von Kaisersberg: „Du fragst," ruft er aus, was schadens kumpt davon, wan ein priester sich artznen annymt. Ich sprich das vil schaden davon kumpt. Der erst schad ist todschlag, daß die Menschen umbracht werden; wan warumb zuo eim artzet gehörtt große kunst un große trüw. Er muoz gelert sein und trüw. Sag mir eins, wo hat es der priester gelernt; kein priester hat kein zügnis von keiner hohen schuol, daß er in der kunst gestudirt hab. Wer wollt es ihn gelehrt haben! — — Er sol ein artzet der selen sein und nit des leibs."

Im Gegensatz zur Kirche hat der Staat bis heute seine Pflicht, den Dilettanten die Einmischung in ärztliche Dinge zu verbieten, unterlassen. Er fordert von den Ärzten zahllose Opfer, legt ihnen schwere Pflichten auf und gibt ihnen keine Rechte außer diesem, einen besonderen Namen zu tragen.

Aber er überläßt der Willkür eines Jeden, der den Beruf oder die Laune zum ärztlichen Wirken in sich fühlt, die Entschließung, ob er die Mittel, die von Staats wegen zur Ausbildung der Ärzte zur Verfügung gestellt werden, anwenden will oder nicht. Arzt von Staates Gnaden ist aber dem Volkssinne weniger wohlklingend als Arzt von Gnaden der Natur. Ein Grund für die heutigen Dilettanten, sich den Namen beizulegen, der den besseren Klang hat: den Namen Naturheilkundiger.

Ich sage noch einmal, es gibt unter den Dilettanten, die sich so nennen, manche wohldenkende und einige begabte Leute. Sie würden Zierden des ärztlichen Standes sein, wenn sie sich entschließen könnten, zu ihrem angeborenen Beruf sich gründlich und sachgemäß vorzubereiten. Um so mehr gereicht es ihnen zum Vorwurf, daß sie meinen, das von der Erfahrung der Jahrhunderte angebotene Wissen mißachten zu dürfen, die vom Staat zur Verfügung gestellten Mittel geringschätzen und den vom Gesetz vorgeschriebenen Titel zur befugten Ausübung der ärztlichen Kunst verhöhnen zu können. Ein gründliches Studium in der Schule würde sie überzeugen, wie leichtsinnig und unverantwortlich es ist, sich an die schwierigste Kunst heranzuwagen, ohne etwas Gründliches gelernt zu haben, und wie wenig heute das Wirken Ungebildeter oder Halbgebildeter in der Heilkunst berechtigt ist, wo an durchgebildeten Ärzten eher ein Überfluß als ein Mangel besteht. —

Naturheilkundige nennen sich heute zweitens eine Reihe von **Spekulanten**, die aus selbstsüchtigen Beweggründen der urteilslosen und leichtgläubigen Menge ihre vergebliche Heilkunst anpreisen. Die Sache gilt ihnen nichts; aber jedes Mittel und so auch das Wort Naturheilkunde ist ihnen gut genug, auf Kosten der Toren im Trüben zu fischen. Daß sie mit ihren Schwindeleien den Einfältigen das Geld ablocken, ist nicht der größte Schaden, den sie anrichten. Die Art ihrer Lockmittel und die Ausführung ihres menschenbeglückenden Treibens ist sehr oft geradezu gemeingefährlich. Diese Spekulanten sind auffallend häufig Leute, die in keiner Art ehrlichen Erwerbes sich bewährten, überhaupt im bürgerlichen Leben Schiffbruch gelitten haben. Solche fühlen sich immerhin tüchtig genug zum einträglichen Geschäft eines Heilschwindlers. Zum Geschäft gehört ein Titel. Der Titel Arzt wäre ihnen der liebste. Aber er ist schwer zu erwerben. Ihn zu erlangen muß man neun Jahre das Gymnasium, wenigstens fünf Jahre die Universität besucht, über ein bestimmtes Wissen und Können ein monatelanges Examen abgelegt und neuerdings zum Schluß noch ein praktisches Jahr vollendet haben. Sich seiner würdig zu machen, muß man weitere Ausbildung an Krankenhäusern oder in Fortbildungskursen erstreben und eine Reihe von Ehrengesetzen des Standes befolgen oder eine Erziehung von Haus aus haben, die diese Gesetze zur zweiten Natur macht. Der vogelfreie Titel

„Naturheilkundiger" erlaubt, alles dieses nicht zu haben. Wozu also jene Mühe und Qual? Wozu die ungeheuren Ausgaben an Zeit und Geld? Wie lächerlich der Eifer unserer jungen Mediziner, etwas Ordentliches zu lernen, wo man ohne das im Geldverdienen ebenso weit, ja weiter kommt! Wie einfältig der unerschütterliche Ernst der Ärzte, sich fort und fort aufs neue zu unterrichten! Diese Dummen haben ja keine Ahnung, daß dem größeren Teil des Publikums das kecke Auftreten eines Ignoranten mehr Eindruck macht, als die Note Nummer Eins im Staatsexamen, und daß es weit wirksamere Mittel gibt, das Publikum auf sich aufmerksam zu machen als der Doktortitel. – Seht doch zu, wie wenig mit dem Universitätsstudium erreicht wird! Der Doktor muß den Kranken eine viertel oder halbe Stunde lang ausfragen und untersuchen, um endlich zu wissen, was diesem fehlt. Ja, wenn der selbst es ihm verrät, wo bleibt dann die Kunst? Aber sein Leiden festzustellen, ohne ihn zu sehen und auszuforschen, das ist das wahre Können, dieses lehrt keine Universität, dieses verleiht die Natur ihren Auserwählten; ihnen gibt sie den feinen Sinn, aus dem Urin allein die Krankheiten zu erkennen, oder sie aus dem Duft getragener Strümpfe oder aus den abgeschnittenen Haaren vom Hinterkopf zu erkennen. Ihnen verrät sie auch die wirklichen Allheilmittel, die Stärkungspillen, die Kraft der Magnetopathie, das Universalpulver, das Lebenselixir, das alle anderen Heilmittel überflüssig und nur die einmalige Ausgabe von neunzehn Mark und fünfzig Pfennigen — die Erstattung des Selbstkostenpreises — nötig macht. — Aber der Sinn des Publikums ist trübe; es erkennt seine wahren Helfer nicht sofort; sie müssen ihm immer wieder ins Gedächtnis gebracht werden.

Gelobt sei Gutenberg! Vor ihm hatten die Marktschreier kein leichtes Leben. Seit der Erfindung der Buchdruckerkunst aber ist ihr Gewerbe bequem geworden. Das ungereimte Zeug, was ehemals auf Jahrmärkten abgeleiert werden mußte, schreibt man jetzt einfach zu einem Buch zusammen, gibt ihm den Schein der Wissenschaftlichkeit durch Einschaltungen aus den Büchern der Schule, läßt das Werk sofort die zehnte oder zwanzigste Auflage erleben und versichert in der Vorrede, die neue Heilmethode des Verfassers habe „sich zur Anerkennung bei kaiserlichen, königlichen und anderen fürstlichen Hoheiten, selbst afrikanischen Mohren durchgerungen". Und damit das Publikum ja nicht vergeblich nach der Berechtigung des neuen Heilkünstlers frage, so gesteht dieser ganz schlicht: „Ich entdeckte durch Beobachtung in der freien Natur die Gesetze, auf welchen mein Heilverfahren beruht". Das muß nicht nur dem Ungebildeten imponieren, sondern auch hier und da einen von denen einnehmen, die einmal gelesen oder gehört haben, daß Buddha unter dem heiligen Feigenbaume seine Erleuchtung empfing und daß Jean Jacques

Rousseau auf der Landstraße von Vincennes die Wahrheit seines Lebens fand.

Ich habe mir mehr Zeit und Geld kosten lassen, eine große Zahl jener Reklamebücher zu lesen, als ich eigentlich verantworten kann. Aber ich wollte mich erst gründlich in die Sache einweihen, ehe ich darüber urteilte, und dann hoffte ich immer noch, endlich ein goldenes Korn im öden Sande zu finden. Die Wirkung meiner Studien war ein wachsendes Erstaunen über den Bildungsgrad des deutschen Volkes. Wo solche Bücher gekauft und gelesen und in der Familie als Hausbibel verehrt werden, — und das geschieht viel mehr, als Menschen mit guten Familienüberlieferungen ahnen, — da läßt die Vernunft und der Elementarunterricht des zwanzigsten Jahrhunderts im Lande der Denker doch gar viel zu wünschen übrig. Ein paar Proben, die übrigens zum Teil durch Gerichtsverhandlungen in den Zeitungen bekannt geworden sind, werden genügen, Ihnen einen Begriff zu geben von der Keckheit der naturheilkundigen Spekulanten und von der unbegrenzten Urteilslosigkeit der tausend und aber tausend Menschen, die zu jenen als Heilkünstlern ihre Zuflucht nehmen. Namen werde ich nicht nennen, damit ich nicht nachher in neuen Auflagen der gedachten Bücher als einer der Universitätsprofessoren angeführt werde, die sie im öffentlichen Vortrag gelobt und empfohlen hätten.

Da ist zunächst das Buch jenes Tischlergesellen, der

sein Heilverfahren durch Beobachtung in der freien Natur entdeckt hat. Es beruht, wie er sich ausdrückt, auf der Einheitslehre, das heißt auf der Behauptung, daß es nicht vielerlei Krankheiten, wie die Leute und die Schule meinen, gibt, sondern nur eine einzige, nämlich die Anhäufung von Gärungsstoffen im Körper. Der Erkennung, welche Teile mit solchen Fremdstoffen beladen sind, dient die Gesichtsausdruckskunde; weiter nichts als eine willkürliche Auslegung und unsinnige Übertreibung der Physiognomik, die seit Hippokrates jeder gebildete Arzt mit den anderen Mitteln der Diagnostik zugleich anwendet. Als Heilmittel werden empfohlen: Dampfbäder, Sonnenbäder, Rumpfreibebäder und Erdumschläge, vor allem aber das geheimnisvolle Sitzreibebad, dessen Beschreibung Sie mir erlassen. Es genügt zu sagen, daß die kaiserlichen und sonstigen Hoheiten und die afrikanischen Mohren, die es angeblich anwenden, durch die Anwendung sich einen gar häßlichen Namen verdienen.

Ein anderes Buch. Sein Verfasser preist ebenfalls die Einheitslehre und die Einfachheit der Diagnose. Das von Prießnitz geprägte Wort „Medizinkrankheiten“ hat ihn belehrt. Bekanntlich, so legt er dar, sind die meisten und wichtigsten Krankheiten nichts anderes als Arzneikrankheiten, die der arme Patient der Schulmedizin zu verdanken hat. Sie äußern sich dem Wissenden mit Sicherheit an der Iris, der Regenbogenhaut des Auges: Die verschmierte Krätze erkennt er aus braunen Flecken dieser Haut; Quecksilbervergiftungszeichen ist ihm ein grauer metallisch glänzender Ring an ihrem äußeren Rande; schwefelsaures Chinin macht scharfe gelbe Flecken; Kuhpockenimpfung aber verdunkelt die ganze Iris, zum Zeichen, daß die gesamte Blutmasse verdorben ist. Auf solche Diagnosen wird, wie der Verfasser sagt, die rationelle Gesundheitspflege und Krankenbehandlung errichtet; sie besteht in der eintönigen Anwendung der sogenannten elektrohomöopathischen Heilmittel und dem „genialen" Männerapparat oder Frauenapparat. – Sie ahnen, meine Damen und Herren, daß die Lehre des Mephistopheles an den Schüler: der Menschen „ewig Weh und Ach, so tausendfach, aus Einem Punkte zu kurieren", nicht ungehört verhallt ist.

Ein dritter Spekulant hat es sich gemerkt, daß dem Publikum ein famoses Rezept des Pfarrers Kneipp ganz besonderen Eindruck gemacht hat, das Gehen mit bloßen Füßen im Grase. Der Spekulant denkt richtig, daß dies nur so lange imponiert, als es neu ist, und daß es die Sinne vieler Leute gar zu wenig reizt. Die Vorbilder des Malers Dieffenbach, des Gustav Nagel, des Jammach und anderer Naturmenschen belehren ihn, wie es zu machen sei, um Zulauf zu erregen. Er gründet also eine Anstalt Jungborn mit vereinigter Licht-, Luft- und Erdbehandlung, in der die Patienten Lichtlufthütten bewohnen, in dessen

Park sie in paradiesischer Nacktheit herumlaufen oder auf der Erde liegen und wo sie nur unzubereitete Nahrung bekommen, „da ja auch Adam und Eva nicht gekocht haben".

Andere Spekulanten verschmähen die Einseitigkeit und Übertreibung ihrer Vorgänger; die wird auch vom Dummen endlich durchschaut und verlassen. Sie versuchen es mit der höheren Wissenschaft. Nach langen und breiten Erörterungen aus der Anatomie und Physiologie des Menschen, die sie mehr oder weniger geschickt den Werken der Schule entnehmen, gelangen sie zur Anpreisung ihrer unfehlbaren Heilmethode. Diese ist dem einen die Magnetopathie, einem anderen die Schröpfkur, einem dritten eine ganz besonders wirksame Wasseranwendung und so weiter. Sie leugnen nicht, daß das freilich altbekannte Dinge sind; aber, so fügen sie hinzu, wir wenden sie auf Grund unserer anatomischen und physiologischen Studien zum ersten Male richtig an.

Doch genug von den Spekulanten. –

Naturheilkundige nennen sich drittens seit einiger Zeit manche Ärzte, die unzufrieden mit dem Wissen und Können, was sie von der Universität davongetragen haben, und bestochen von den äußeren Erfolgen einzelner Dilettanten, eine neue Heilwissenschaft und Heilkunst bilden wollen. Um sich als **Renegaten** der Schule zu erklären, bedürfen sie dem Publikum gegenüber einen Namen. Das Wort Naturheilkunde bezeichnet deutlich den Gegensatz zur staatlichen Heilkunde oder Schulmedizin und ist bei dem Wohlklang, den es heute für die Ohren eines großen Publikums hat, im übrigen zweckdienlich. Sie haben zudem ein Recht auf den Namen. Ein Renegat hat ihn erfunden. Es war ein Doktor Gleich, der ihn zuerst gebrauchte, als er sich im Jahre 1850 den Titel „Naturarzt" beilegte, um sich zur Praxis des berühmten Bauers Prießnitz zu bekennen, wie sich heute manche Ärzte Kneippärzte nennen. Unsere Renegaten könnten einen weit erhabeneren Stifter für sich in Anspruch nehmen, den großen Paracelsus, wenn dieser nicht dem Namen Naturarzt hippokratischen Sinn gegeben und nicht jede Gemeinschaft mit den heutigen Naturärzten dadurch abgelehnt hätte, daß er die Chirurgie hoch schätzte und Arzneien gelten ließ, die jene als Gifte verdammen.

Die Naturärzte werden von vielen Vertretern der Schule nicht ernst genommen. Man traut ihnen nicht immer lautere Beweggründe zu, einmal weil sie offen von der Schule abgefallen sind; sodann weil sie durch einen gemeinsamen Namen scheinbar gemeinsame Sache mit Dilettanten und gar mit Spekulanten machen. Ich habe Gelegenheit gehabt, mit manchen dieser Ärzte über ihre Angelegenheit zu sprechen und fast ausnahmslos die Überzeugung gewonnen, daß sie ihre Sache ernst nehmen.

Und mehr kann man zunächst von keinem Manne verlangen. Daß ihr Schlagwort Naturheilkunde von Anderen mißbraucht wird, dafür darf man sie nicht verantwortlich machen. Das Einzige, was man sehr vielen von ihnen mit Recht vorwirft, ist dieses, daß sie Fanatiker sind und in ihrem Fanatismus hochfahrend der Schule und ihren Anhängern Hohn sprechen. Ich will versuchen, mich — soweit Laien ein Interesse an unseren Differenzen haben — ganz sachlich mit ihnen auseinanderzusetzen und das Gute, was ich bei ihnen sehe, hervorzuheben.

Warum sind sie von der Schule abgefallen? Was wollen sie im Gegensatz zur Schule?

Den Naturärzten, die sich hier und da auch mit griechischer Bezeichnung Physiater nennen, gilt Schulmedizin als die unnatürliche Kunst, die Leute mit Arzneien zu vergiften oder mit dem Messer zu schädigen. Dieser setzen sie entgegen die giftfreie und operationslose Naturheilkunde, die, nach den Worten eines ihrer Vertreter, nichts anderes ist als „die Wissenschaft, alle Krankheiten auf natürliche Weise zu heilen, und die sich bedient der sogenannten Naturheilmittel, der Luft, des Lichtes, des Wassers, der Ernährung, der Bewegung, des Magnetismus und Hypnotismus, der Kleidung, der Wohnung und so weiter. Dann gibt sie auch Vorschriften, wie für das Wohl des Einzelnen und der Gesamtheit einzig richtige soziale Lebensbedingungen zu schaffen seien“.

In dieser Definition werden, wie Sie gemerkt haben, durch den letzten Satz zwei ganz verschiedene Dinge verquickt: Naturheilkunde und naturgemäße Lebensweise. Wir haben es zunächst nur mit der ersteren zu tun. Die Kunst, der Natur unseres Körpers gemäß so zu leben, daß wir von Krankheiten freibleiben, ist eine Sache für sich, die von der Kunst, dem kranken Körper zur Gesundung zu verhelfen, durchaus getrennt werden muß, wie sie denn auch schon von Hippokrates als eine besondere große Aufgabe des Arztes genau gelehrt und von der Schule nie vernachlässigt worden ist. Wir werden später auf die Gesundheitspflege zurückkommen und bleiben jetzt bei der Heilkunde der Naturärzte.

Ich hebe aus der vorhin angeführten Definition noch eine Wendung hervor, die zwei Wörtchen: „einzig richtig“. Dieses „einzig richtig“ ist wohl die tiefste Kluft, die den Renegaten von seiner früheren Schule trennt. Die Schule kennt viele Wege nach Rom; der typische Naturheilkundige nur einen, einen einzigen, nämlich den seinen.

Unter vielen Wegen, wird man sagen, wird einer der kürzeste und bequemste sein. Vielleicht kennen die naturheilkundigen Ärzte diesen? Wir könnten diese Annahme einmal machen, wenn nur die zahlreichen Naturärzte im wesentlichen untereinander übereinstimmten. Aber so viele Köpfe, fast ebensoviele neue Krankheitslehren und Heilmethoden. Fast jeder von ihnen behauptet, ganz allein die Wahrheit zu kennen, und die Besonnensten unter ihnen geben zu, daß sie noch in der Entwicklung begriffen sind, daß sie die Wahrheit noch suchen. Untereinander befehden sich die Renegaten so sehr, wie sie gemeinsam die Schule angreifen. – Viele von ihnen geben überhaupt keine Krankheitserklärung. Krankheit ist Krankheit und dawider gibt es nur eine bestimmte Heilmethode, die ein Einzelner für sich gefunden hat und die er allein richtig anzuwenden versteht.

Anderen von ihnen ist Kranksein schlechtweg Verdauungsstörung aus unzweckmäßiger Ernährung. Zur Kur wird vorgeschlagen: von diesem vegetarische Kost, von jenem Trockenfütterung, von einem dritten Wassertrinken, von einem vierten Abführpillen oder brausende Mittelsalze, die natürlich nicht in der Apotheke sondern von dem Wissenden selbst verfertigt sind. Wieder anderen ist Krankheit diätetische Blutentmischung. Da müssen Nährsalze eingeführt oder die alten Aderlässe gemacht werden, die man aber, um ein neues Wort zu haben: künstliche Blutentziehungen nennt und die man mit Chlorwasser zusammen als zwei Mittel zur Verlängerung des menschlichen Lebens preist. Noch andere nehmen die gehemmte Hautausdünstung als Ursache aller oder vieler Krankheiten an und empfehlen die reichliche Anwendung des Wassers und besondere Kleidungsstoffe als die wahren Heilmittel. Und wiederum andere kombinieren die genannten Theorien und Heilmethoden zu einem neuen System, das dann mehr oder weniger reichlich wieder die Elemente aufnimmt, aus denen die Wissenschaft der Schule besteht.

Die Schule kennt vielerlei Krankheiten und gesteht offen ein, daß ihr manche noch unbekannt sind. Vor allem leugnet sie nicht, daß es neben heilbaren auch unheilbare Krankheiten gibt. Die Naturärzte kennen, wenn man einem ihrer gewandtesten Wortführer glauben darf, alle Krankheiten nach Ursache, Entstehungsweise und Heilbedingungen ganz genau. Die Sicherheit, womit sie die dunkelsten Krankheiten erklären, ist erstaunlich; noch erstaunlicher aber die Sicherheit und Leichtigkeit, womit sie Kranke, die wir für schwer heilbar oder unheilbar erklären müssen, zur Heilung bringen wollen. Naturärzte, die nie einen Pestkranken, nie einen Cholerakranken, nie einen Aussätzigen gesehen haben, verkünden in gesprochenen und gedruckten Reden mit der Macht der Überzeugung, die sich auf das staunende Publikum überträgt, genaue Heilpläne, nach denen jene Kranken unfehlbar gerettet werden können. Auch unterlassen sie es nicht, wenn ein berühmter Mann, etwa der Papst oder der Präsident der Vereinigten Staaten sich von seinem Leibarzt hat vergiften oder totschneiden lassen, zu versichern, ihre Hilfe würde ihm das Leben erhalten haben.

Für die Beurteilung ihrer wirklichen Erfolge genügt es, wenn wir folgendes aussprechen: Daß sie bei vielen

Kranken gute Erfolge haben, ist nicht zu leugnen; ob sie mehr oder annähernd dasselbe erreichen, als die Anhänger der Schule, ist mindestens fraglich. Der Schein spricht hier und da für ihre Obmacht. Besonders günstig sollen die Erfolge in den sogenannten Naturheilanstalten sein. An sich wäre das nicht zu verwundern. Denn die Ärzte dieser Anstalten suchen sich ihre Pfleglinge sorglich aus, während die gewöhnlichen Krankenhäuser alle Kranken, unheilbare wie heilbare, in Pflege und Behandlung nehmen müssen. Dabei will ich außer acht lassen, daß manche Renegaten sich nach der Weise der Kurpfuscher bei den Kranken, an denen sie ihre Kunst vergeblich versucht haben, mit der mehr oder weniger deutlichen Belehrung entschuldigen, ihre eigentliche Krankheit sei zwar heilbar gewesen, aber das inzwischen oder früher von ihnen genommene Arzneigift habe sie zur Genesung verdorben.

Das ist, was uns von den Renegaten trennt. Was uns mit ihnen eint, ist die Betonung des Satzes: Besser, als von Krankheiten genesen, ist Krankwerden vermeiden! die Betonung der Gesundheitspflege. Hiervon in einem späteren Vortrage.

In unserem folgenden Vortrage haben wir die Frage zu beantworten: Vermag die Schulmedizin an Stelle von Behauptungen, Orakelsprüchen und Hirngespinnsten, wie sie die sogenannten Naturheilkundigen aller Gruppen statt einer sachlich begründeten Heilkunst geben, eine sichere

Grundlage ihrer Therapie aufzuweisen, die erhaben über die Meinung und Willkür des Einzelnen, im wesentlichen fest gegründet ist und jederzeit durch Beobachtung oder Experiment geprüft werden kann?

2.
Naturheilung und Kunsthilfe

Sehr geehrte Versammlung!

Wir haben bei den Dilettanten der Heilkunst, bei den Spekulanten und bei den Renegaten, die sich Naturheilkundige nennen, vergeblich nach einer sachlichen Grundlage ihres Wirkens geforscht. Mit derselben Strenge wie die Ansprüche der Widersacher müssen wir jetzt die Lehre der Schule prüfen. Indem ich mich anschicke, sie darzulegen und auszulegen, weiß ich sehr wohl, daß ich es in einer neuen, keineswegs überlieferten oder anerkannten Form tue. Aber ich habe die Überzeugung, den hippokratischen Sinn, der das Wirken der Schule beherrscht, damit richtig zu deuten.

Meine Herren und Damen! Sie werden, denke ich mir, die Schultherapie am besten verstehen, wenn ich Ihnen sage, daß der hippokratische Arzt, ehe er eingreift, sich zuvor in jedem einzelnen Falle genaue Rechenschaft davon gibt, was er hier soll und was er hier kann. Er sieht genau zu, was der Zustand des Kranken, was die Krankheit erfordert. Ihm gilt nichts unwürdiger, nichts armseliger, nichts gefährlicher als eine Behandlung nach der

Schablone. Die Krankheit ohne Rücksicht auf den Kranken angreifen, liegt ihm ebenso ferne, wie den Kranken allerlei Eingriffen zu unterwerfen, ohne die Verschiedenheit der Krankheiten zu berücksichtigen. Er weiß, daß dasselbe Mittel dem einen Kranken schadet, während es dem anderen hilft; er weiß, daß dasselbe Mittel, in dieser Stunde gereicht, als lebensrettendes wirken, in einer anderen Stunde schaden oder sogar tödlich werden kann. Er weiß, daß ebenso wie die Art auch das Maß seiner Mittel für die Heilwirkung von Bedeutung ist.

Seine obersten Leitsätze sind: Erstens, nie ohne Grund eingreifen oder, wie die Schule sich ausdrückt, nicht indikationslos handeln; zweitens, möglichst sichere, einfache und rasch wirkende Mittel zur Erfüllung des erkannten Hilfsbedürfnisses anwenden; drittens, immer wieder die Kunsthilfe unterbrechen, um der Natur Zeit zu lassen, das Werk zu vollenden; viertens, vor allem nicht schaden und keinerlei Eingriff am Kranken vorzunehmen, der nicht wieder gutzumachen ist.

Er sieht zu, wie die Natur heilt, und macht es ihr nach. Er sieht zu, was sie im gegebenen Krankheitsfalle zu tun bestrebt ist, aber nicht fertig bringt, und versucht dann, sie zu unterstützen. Mehr will er nicht; mehr zu vermögen, maßt er sich nicht an.

Die Natur ist sein Vorbild und seine Leiterin. Die Schule genießt bei ihm das Ansehen und die Verehrung einer Mittlerin der Natur. Sie ist ihm ehrwürdig, weil ihre Lehren die naturwissenschaftliche Grundlage haben, weil sie ihn in die Geheimnisse der Natur einführt und ihm ein Wissen und Können überliefert, das bevorzugte Geister der Natur abgelauscht haben. Nicht bildet er sich ein, daß der Titel Arzt, die Angehörigkeit zur Zunft, ein Lehrstuhl, die staatliche Erlaubnis an sich genügen könne, ihn zur Ausübung der Heilkunst zu berufen; hierzu fühlt er sich nur befähigt, weil er die natürlichen Bedingungen, die Tragweite und die Grenzen seiner Kunst gelernt und erfahren hat.

Das Wirken des hippokratischen Arztes wird Ihnen durchsichtiger werden, wenn ich Sie einen Einblick tun lasse in das Getriebe der Mittel, die der menschliche Organismus zu seiner Selbstrettung in Krankheitsgefahr aufbringt, wenn ich Ihnen die Grenzen dieser natürlichen Selbsthilfe zeige und schließlich erörtere, ob es eine Kunst gibt, die Wege und Mittel besitzt, über jene Grenzen hinaus Hilfe zu gewähren.

Daß es überhaupt eine natürliche Heilung ohne Kunsthilfe gibt, brauche ich dem Besonnenen kaum zu zeigen. Sie können täglich sehen, daß leichte und schwere Verwundungen heilen, ohne daß sie gepflegt und mit Heilmitteln behandelt werden. Jeder Arzt und jeder Laie kennt Fälle, in denen ein Mensch von einem Fieber ergriffen worden und bereits in der Genesung war, als der

Arzt hinzukam; Fälle, in denen ein Knochenbruch entstanden und schon wieder zusammengewachsen war, als er endlich erkannt wurde. Und so heilen immer zahllose Schäden und Erkrankungen aus, ohne daß irgendeine Kunsthilfe etwas dazu tat.

Leichtfertig ist die Meinung, die da behauptet, die Natur sei blind und untätig; nur die Kunst helfe in Krankheiten. Wir lasen den schärfsten Ausdruck dieser Meinung zur Zeit des Burenkrieges in den Tagesblättern. Am 2. März 1901 telegraphierte der Times-Korrespondent aus Ladysmith unter anderem: „Bei Beginn der Belagerung waren achtzehntausend Mann eingeschlossen; achttausend Soldaten passierten durch die Hospitäler. Seit Mitte Januar war jeder Kranke so gut wie verloren, da Arzneimittel fehlten."

Das ist eine Unterschätzung der Naturheilbestrebungen und eine Überschätzung der Kunst und ihrer Apotheke, wie sie nur die völlige Unwissenheit begehen kann.

Untersuchen wir die Frage: Was geht bei der natürlichen Heilung vor? Wie kommt sie zustande?

Ein alltägliches Beispiel wird es uns lehren. – Ein Wind wirbelt Sand auf. Unwillkürlich schließen sich unsere Augen, und wir drehen den Kopf zur Seite oder halten die schützende Hand oder einen Schirm vor, oder wir tun alles das zugleich, um die Erkrankungsgefahr, die den Augen durch den Sand droht, abzuwehren. In vielen Fällen genügen diese Schutzvorkehrungen; in anderen kamen sie zu spät.

Ein Sandkorn ist ins Auge geflogen. Was geschieht? Ohne daß wir willkürlich etwas dazu beitragen, ergießt sich aus den Tränendrüsen eine Wasserflut, die das Korn rasch hinausschwemmt und die davon bewirkte Reizung lindert. Dies im günstigsten Fall. Nicht selten tragen ungeschickte Lidbewegungen und noch mehr ungeschickte Nachhilfe mit den Händen dazu bei, das Korn in tiefere Schleimhautfalten und tiefere Gewebsschichten der Bindehaut hineinzutreiben. Da gilt es, ein längeres Augenleiden zu ertragen, das erst endigt, wenn es den Anstrengungen des Organismus nach Stunden, Tagen oder Wochen unter mehr oder weniger heftigen und quälenden Reizerscheinungen, Schmerzen, Anschwellung, Absonderung bis zur Eiterung, gelungen ist, den Fremdkörper auszustoßen. Das wäre denn endlich ein glücklicher Ausgang durch Naturheilung. — Dieser Ausgang könnte aber auch durch weitere zufällige Einwirkungen, auf die ich hier nicht eingehen will, vereitelt werden; der Verlust des Auges oder gar beider Augen könnte die Folge der scheinbar geringen Verletzung werden.

Wie aber, wenn wir die vergeblich bleibenden Heilbewegungen des Organismus gleich zu Beginn unterstützt hätten, indem wir den Krankheitserreger so bald wie möglich künstlich entfernten? — Das ist erfahrungsgemäß in den weitaus meisten Fällen eine sichere Kunsthilfe, die die ganze Krankheit um Tage und Wochen abkürzt und den unglücklichen Ausgang außerordentlich selten macht.

Da haben Sie ein einfaches Beispiel zur Antwort auf die Fragen: Was tut der Organismus in Erkrankungsgefahr? Was tut er bei ausgebrochener Erkrankung? Kann er durch Kunsthilfe unterstützt werden?

Wir wollen aber die Vorgänge beim natürlichen Heilungsprozeß noch etwas genauer studieren. Das tun wir leichter an der Haut als an einem so zarten und zusammengesetzten Gebilde wie dem Auge.

Nehmen wir eine glühende Nadel und nähern sie einer Stelle unserer Hand flüchtig soweit, daß wir, ohne diese zu berühren, die Hitze deutlich empfinden. Es geschieht folgendes: Die Annäherung der Nadel verursachte an der Haut ein schwaches Gefühl des Brennens; an der gereizten Stelle ist eine umschriebene Röte entstanden, die minutenlang fortdauert, nachdem die Nadel entfernt ist. Eine weitere Beobachtung zeigt, daß noch nach Tagen eine feine Abschuppung an der Hautstelle andauert, die von der Hitze getroffen worden ist. Diesen äußeren Zeichen entsprechen nun folgende örtlichen Vorgänge, die mit dem Mikroskop studiert werden müssen: Die flüchtige Hitze bewirkte an der von ihr beeinflußten Hautstelle eine mehr oder weniger starke Wasserentziehung, infolge deren an der Oberfläche einige von den Elementen, aus denen die

Haut zusammengesetzt ist, einschrumpften. Sie wissen, daß man diese sehr kleinen Elemente, die nicht nur die Haut, sondern den ganzen Körper so zusammensetzen wie etwa Bausteine ein Gebäude, Zellen nennt. Sie wissen auch, daß die sogenannten Zellen keine starren toten Teile wie die Steine sind, sondern Gebilde, mit allen Eigenschaften des Lebens begabt wie der ganze Organismus, der aus ihnen besteht. Das Einschrumpfen bedeutet für die Zellen selbst den Untergang oder wenigstens die Gefahr des Unterganges, eine wirkliche Erkrankung; für den Organismus den drohenden oder wirklichen Verlust eines Teiles, den er so lange wie möglich zu erhalten und zu retten oder, wenn er verloren gehen sollte, zu erneuern bestrebt ist. In dem Augenblick, in welchem die Gefahr der Überhitzung und damit der Erkrankung für die Hautzellen eintritt, versucht er, den der Zelle drohenden Wasserverlust auszugleichen. Das geschieht durch vermehrte Schweißabgabe an der gefährdeten Stelle, was leicht durch feine chemische Reaktionen, die das Auftreten von Schweißspuren verraten, auch dann erkannt wird, wenn es nicht zu gröberer Schweißbildung kommt. – Bedingung für die Schweißvermehrung ist eine gesteigerte Blutzufuhr zu der betreffenden Hautstelle. Daß eine solche geschieht, zeigt dem bloßen Auge die örtliche Rötung an.

Sind nun trotz der gesteigerten Durchfeuchtung einzelne Zellen oder Zellschichten untergegangen, so geschieht in den folgenden Tagen der Ersatz dieses Verlustes durch Vergrößerung, Teilung und Vermehrung der gereizten Zellen unter Abstoßung der abgestorbenen. Das Material zu dieser Ersatzarbeit liefert wiederum das reichlicher zuströmende Blut.

Jene Neubildung ist nun kein anderer Vorgang als die stetige Erneuerung, die der Organismus an allen seinen Teilen früher oder später vollzieht, wenn sie durch die gewöhnlichen äußeren Einflüsse oder ihre eigene Tätigkeit abgenützt und aufgebraucht worden sind. Wir wissen, daß im Organismus ein beständiges Untergehen und Aufbauen, ein fortwährendes Sterben und Wiedererzeugen geschieht. Haare, Nägel und andere Hautteile wachsen sichtbar nach; unsichtbar und viel feiner, aber ebenso sicher erneuern sich die kostbarsten inneren Teile. Nur die Nervensubstanz, welche den höhern Tätigkeiten des Geistes und besonders dem Gedächtnis dient, scheint einigermaßen beständig zu sein und stellt sich, wenn einmal zerstört, so schwer wieder her, daß manche Forscher meinen, die untergegangene sei unwiederbringlich verloren.

Übertrifft der Verbrauch den Ansatz oder wird der Ersatz aus irgendeinem Grunde verhindert oder wird ein Teil des Organismus gänzlich vernichtet, so tritt eine Störung des Gleichgewichtes im Organismus ein, die das bedeutet, was wir K r a n k h e i t nennen, und die so lange dauert, als die Substanzzerstörung weiterschreitet und der Substanzverlust nicht ausgeglichen ist.

Der Wiederersatz verbrauchter Teile, der sich bei der gewöhnlichen Mauserung des Organismus langsam und wenig merklich vollzieht, geschieht also in Krankheiten, die eine tiefere Zerstörung ganzer Zellgebiete bedingt haben, nur schneller und auffälliger.

Die rasch gebildeten jungen Ersatzzellen pflegen nun weniger leistungsfähig und weniger dauerhaft zu sein als die sich langsam bildenden und älter werdenden gewöhnlichen Zellen. Sie fallen dem Verbrauch schneller anheim und müssen bälder und öfter ersetzt werden. Das ist die Ursache der vorhin erwähnten sichtbaren Abschilferung.

Mit den geschilderten örtlichen Vorgängen ist nun keineswegs der scheinbar so einfache Prozeß bei der Erkrankung und Genesung einer oberflächlich erhitzten Hautstelle erschöpft. Sie geschahen nicht ohne die Teilnahme des ganzen Organismus, nicht ohne die Auslösung einer ganzen Kette entfernter Wirkungen. Von diesen ist in ihren Folgen leicht zu beobachten die sofortige telegraphische Benachrichtigung gewisser Teile im Rückenmark durch Gefühlsnerven, daß der Hand Verbrennungsgefahr droht. Diese Nachricht wurde an der Rückenmarksstation ohne weiteres zu einem Auftrag an die Bewegungsnerven, die der Hand eine unwillkürliche Regung vermittelten, aus der Nähe der Verbrennungsgefahr zu entfliehen oder sie abzuwehren.

Im Rückenmark blieb die Nachricht keineswegs stehen; sie wurde weiter aufwärts zum Gehirn geleitet, das nun seinerseits den unwillkürlichen Flucht- und Abwehrbewegungen bewußte und willkürliche Anregungen hinzugesellte. War das Auge zufällig auf die gefährdete Stelle gerichtet, so hatte es dem Gehirn eine gleiche Nachricht wie die Gefühlsnerven der Haut überbracht und die Vorsicht verdoppelt. Im anderen Falle wurde es, telegraphisch aufmerksam gemacht, noch nachträglich auf den Ort der Gefahr eingestellt und bestätigte oder berichtigte die Meldung der Hautleitung.

Gleichzeitig mit den angedeuteten Vorgängen im Nervensystem laufen bedeutende Prozesse im Gefäßsystem ab. Ich sagte vorhin, daß bei der Abwehr oder Ausgleichung einer örtlichen Schädigung die getroffene Zelle oder ihre Nachbarschaft sich durch Vergrößerung und Bildung junger Tochterzellen anstrengt. Eine Zelle, die mehr arbeitet als 'gewöhnlich und sich gar vermehrt, hat mehr Nahrung nötig. Diese führt ihr ein vermehrter Blutstrom zu. Die kleinste Steigerung des Blutzuflusses zu irgendeinem Körperteil kann aber nicht geschehen, ohne daß der ganze Kreislauf davon berührt würde. Die erste Folge der Hautreizung ist, daß das feine Gefäßnetz, welches die Haut versorgt und die ganze Körperoberfläche mit einem dichten Maschenwerk ausfüttert, nicht allein an der gereizten Stelle durch eine plötzliche Flut in Aufregung gebracht, sondern kurz darauf in seiner ganzen Ausdehnung in ein mehrmaliges Fluten und Ebben versetzt wird.

hätte ich statt so vieler aufmerksamer Zuhörer nur einige wenige vor mir, so würde ich leicht in einem einfachen Experiment Ihnen das Gesagte vor Augen führen können. Ich würde einen Frosch hypnotisieren, einer seiner Hinterfüße so unter das Mikroskop einstellen, daß Sie die Blutgefäße in der durchsichtigen Schwimmhaut beobachten könnten und dann irgendeiner beliebigen entfernten Körperstelle des Frosches die heiße Nadel annähern, ohne die Haut zu berühren. Jedesmal, wenn ich diese Annäherung ausführe, fangen nach einer Wartezeit von zwei bis drei Sekunden die Haargefäße an, sich unregelmäßig zusammenzuziehen; die roten Blutkörperchen in ihnen, die sonst in rhythmischen Bewegungen wandern, stocken und eilen nun wie beunruhigt; die Gefäßlichtung erweitert und verengert sich dabei deutlich, bis einige Sekunden nach dem Aufhören der Hautreizung wieder alles im gewöhnlichen Gleichgewicht ist. Am Menschen sind die Schwankungen im Blutkapillargebiet mangels durchsichtiger Hautstellen, die wir mit dem Mikroskop beobachten könnten, nicht unmittelbar zu sehen; aber wir können gewisse galvanische Ströme, die jede Muskelbewegung und so auch das Muskelspiel der gereizten Blutkapillaren begleiten, verwerten, uns jene Stürme im Hautgefäßsystem zu offenbaren. Wobei sich denn zeigt, daß jene Bewegungen beim Menschen lebhafter verlaufen als beim Frosch und um so stürmischer, je reizbarer im übrigen der Mensch ist.

Die Übertragung der örtlichen Blutgefäßstörung auf die entfernteren Gebiete erfolgt, wie sich durch bestimmte Versuche nachweisen läßt, sowohl von Gefäß zu Gefäß wie durch eine besondere Nervenleitung, die ihr Sammelzentrum an einem Punkt des verlängerten Rückenmarks, im sogenannten Lebensknoten hat.

Die feinen Haargefäße der Körperoberfläche sind es nun nicht allein, die von jedem Hautreiz in der geschilderten Weise erregt werden. Das ganze Gefäßsystem, von der Blutbewegung an der Peripherie und von zentralen Nervenerregungen benachrichtigt, leidet mit ihnen. Ein gewöhnlicher Pulszeichner, der uns gestattet, die Größe und Stärke und Häufigkeit der Gefäßpulse bis ins einzelne zu verfolgen, zeigt, daß jeder Hautreiz von einer vorübergehenden Vermehrung oder Verminderung der Pulswelle gefolgt ist, und eine feinere Prüfung der Herzbewegung selbst tut dar, daß auch das Hauptorgan den Kreislaufes nie ohne Nachricht bleibt von dem schwächstes Reiz, der eine Hautstelle trifft.

Wie die Gefäß- und Herzbewegungen werden bei stärkeren Reizen auch die Atmungsbewegungen deutlich beeinflußt, was wiederum durch Apparate, welche jene Bewegungen aufzeichnen und messen, leicht festgestellt werden kann.

Ich erwähnte schon den örtlichen Schweißausbruch, den unser kleines Experiment mit der heißen Nadel zur Folge hat. Ich muß hinzufügen, daß auch er nur Teilerscheinung einer allgemeinen Wasserflut auf der Haut ist, die sich für empfindliche Reaktionen in einer Weise kundgibt, als seien auf der ganzen Körperoberfläche Wasserschleusen geöffnet; bei reizbaren Individuen kann dieser Schweißausbruch unter Umständen ohne weiteres sichtbar werden.

Was ich Ihnen bis jetzt von den Erregungen des Nervensystems, des Gefäßsystems, der Atmungsorgane, der Schweißdrüsen infolge eines kleinen Hautreizes durch Hitze gesagt habe, müssen Sie nun durchaus verallgemeinern und als regelmäßige und gesetzmäßige Folge eines jeden körperlichen und seelischen Reizes überhaupt gelten lassen. Ob Ihre Haut mit der erhitzten Nadel oder mit einer kitzelnden Feder oder mit einfacher Berührung oder durch einen Flohstich oder durch den Keim der Wundrose, der Pest oder durch sonst einen Krankheitserreger gereizt wird, immer werden jene Erregungen die Folge sein. Und was für die Haut gilt, gilt für alle übrigen Körperteile. Ob Ihre Zungenschleimhaut von einem Bissen oder mit Zucker oder Salz oder Essig oder Chinin erregt, ob Ihre Ohren von Schreien oder Läuten oder Klaviertönen getroffen, Ihre Augen von Farben oder Licht oder einfachen Lidbewegungen gereizt werden, ob Sie ein Glied strecken oder beugen, jede Erregung eines Hautnerven oder Sinnesnerven, jede Bewegung irgendeines Körperteiles teilt sich sofort dem Nervensystem, dem Blute, den Atmungsmuskeln, den Schweißdrüsen mit. Ehe der Bissen, den Sie vom Teller nehmen, im Munde ist, sagen Nase und Auge: Er kommt! und künden ihn dem ganzen Organismus an. Keine Speise, kein Trunk berührt Ihre Zunge, der nicht die ganze Strecke des Verdauungskanals von den Lippen bis zum After, ohne daß es Ihnen zum Bewußtsein kommt, sofort in Aufregung brächte, das Wasser im Munde fließen machte, dem Magen Nachricht schickte, ehe er geschluckt ist; der Leber, der Bauchspeicheldrüse, dem Darm sich ankündigte und sie zu vorbereitender Tätigkeit anregte, ehe er den Magen verlassen hat. — Auch die inneren Empfindungen, Vorstellungen und Einbildungen beeinflussen den Organismus in der geschilderten Weise. So empfindlich wie die Haut von der glühenden Nadel wird das Gehirn von einem reizenden Bilde, von einem zündenden Wort, von brennender Leidenschaft getroffen. Der Gedanke „Hitze" erregt den Kapillarsturm in der Haut; bei der kleinsten Rechenanstrengung bricht ein allgemeiner Schweiß aus; Freude, Zorn, Schrecken, Liebe erregen Haut und Herz und Eingeweide. — Je stärker das Gemüt von einer Vorstellung ergriffen wird, desto lebhafter sind diese allgemeinen Reaktionen. Auf ein Wort, welches uns zum Herzen geht, reagieren wir mit starken Erregungen der Blutgefäße, der Atmung, der Gedärme, mit Bewegungen und Ergießungen der Eingeweide, während das gleichgültige für uns bedeutungslose Wort alle diese Teile unerregt läßt. Auf den Anblick eines Bildnisses, einer Landschaft und so weiter reagiert — für unsere Beobachtungsinstrumente — stürmisch der, bei welchem das Bild irgendeine rührende oder erfreuende oder erschreckende Erinnerung weckt, während ein Anderer, dem es kein bedeutendes Gefühl, keine Lust, keinen Schmerz, keinen Gewissensbiß erregt, mit unerschütterten Gefäßen und Nerven und Eingeweiden verharrt.

Eine genauere Untersuchung jener Revolutionen ergibt noch eine andere wichtige Tatsache, die ich nicht unerwähnt lassen darf. Wenn wir irgend ein wirksames Reizexperiment an der Haut oder an sonst einem Körperteil beim Frosch oder Menschen mit demselben Reiz zu oft wiederholen, dann macht es schließlich nur geringen oder gar keinen Eindruck mehr. Wir müssen andere Reizungen der betreffenden Stelle einführen, um diese aus ihrer scheinbaren Gleichgültigkeit zu wecken. Endlich bleibt jede Art der Reizung unwirksam. Die Wachsamkeit des telegraphischen Leitungsapparates hat nachgelassen, die Endapparate sind müde geworden. Der Organismus bedarf einer kürzeren oder längeren Ruhe, in der er sich erholt; dann geht das wichtige Spiel seiner Schutzvorrichtungen und Abwehrbewegungen aufs neue an.

Nach der Ermüdbarkeit und Erholungskraft, die bei den verschiedenen Menschen verschieden lange Zeit gebraucht, sprechen wir von schwachen und starken Naturen, von größerer und geringerer Widerstandskraft, eine Unterscheidung, die in der Krankheitslehre von großer Bedeutung ist.

Kehren wir nach einer scheinbaren Abschweifung, die Ihnen das Mitgefühl und die Bundesgenossenschaft aller Teile, die Solidarität des ganzen Organismus bei jedem Angriff, der auf ihn gemacht wird, begreiflich machen sollte, zu unserem kleinen Experiment zurück.

Soweit wir es bisher durchgeführt haben, bedeutet es für den Organismus zunächst nur Krankheitsgefahr, vor der ihn wachsame Hüter, bewußte und unbewußte Sinnesempfindungen und Gemeingefühle warnen; noch nicht wirkliche Krankheit, die erst mit der Verletzung eines Körperteiles beginnt. Wenn aber nun die Wächter ermüdet schliefen oder wenn sie fehlten, weil sie bei fehlerhafter Anlage nicht gebildet oder durch Krankheiten zerstört waren, oder wenn sie vergebens warnten, weil der Ansturm der Schädlichkeit zu plötzlich und groß war, was geschieht dann? Um das zu erfahren, brauchen wir unser Experiment nur weiter durchzuführen.

Bringen wir der Haut jetzt eine wirkliche Verbrennung bei. Steigern wir nach und nach die Wirkung der Hitze nach Ausdehnung und Tiefe, etwa in der Reihenfolge der traurigen Unglücksfälle, wo ein Kind den glühenden Ofen angreift oder ein Maschinenheizer von siedendem Wasser übergossen wird oder ein Dienstmädchen, das Petroleum ins Feuer schüttete, mit den Kleidern Feuer fing und große und tiefe Brandwunden erlitt. Was ereignet sich bei diesen Unglücklichen, wenn wir von dem schlimmsten Ausgang absehen, wo die Ausdehnung und Tiefe der Verbrennung alsbald unter fürchterlichen Qualen zum Tode führte?

Die Vorgänge im Organismus, die solchen Verbrennungen folgen, sind verschieden, je nachdem es sich um umschriebene oder ausgedehnte, um oberflächliche oder tiefe Verletzungen handelt. Dem gesteigerten Grade der Verbrennung entspricht eine Steigerung der inneren Wehr- und Heilvorgänge im Organismus, welcher, stets entsprechend dem Grade der Zerstörung, seine Hilfsmittel aufbietet, um den verletzten Teil und das Ganze zu retten.

Wir wollen zunächst einen geringen Grad umschriebener und oberflächlicher Verbrennung betrachten, bei der die äußeren Zeichen auf Rötung und Schwellung bis zur Blasenbildung beschränkt bleiben. Die Empfindungen des Kranken dabei sind lebhafter Schmerz, den Niemand vergißt, der ihn einmal gefühlt hat, und dessen Erinnerung nach dem bekannten Sprichwort für alle Zukunft ein Warner bleibt; und ferner, je nach der Empfindlichkeit des Verbrannten, ein allgemeines Unbehagen bis zum Gefühl der Ohnmacht. Der Verlauf ist bei ungestörter Folge der gleich zu schildernden Reaktionen baldiges Nachlassen des Schmerzes, Eintrocknen der Blase in Stunden oder wenigen Tagen, endlich eine länger dauernde Abschilferung bis zur völligen Herstellung des früheren Zustandes.

Was im Innern des Organismus unter diesen äußeren Zeichen vor sich geht, muß, wie bei unserem ersten Experiment, in örtliche und in entfernte Vorgänge unterschieden werden. Von den örtlichen stellen sich die früher beschriebene Zellzerstörung, die Gefäßüberfüllung und Schweißabsonderung in gesteigertem Maße dar. Das Zellgewebe erscheint an der Stelle der tiefsten Verletzung gesprengt, zerrissen; die einzelnen Zellen sind voneinander getrennt, geschädigt oder ganz zerstört; ihre Trümmer von einer gerinnbaren trüben Flüssigkeit durchtränkt. Diese Flüssigkeit bedeutet nicht mehr, wie in unserem ersten Versuch, nur ein Schutzmittel, das die Zellen vor tödlicher Austrocknung und Verschrumpfung rettet. Ihre Gerinnbarkeit und weitere chemische Eigenschaften beweisen uns, daß es, zum Teil wenigstens, der Inhalt der zerstörten Zellen selbst ist, der jene Flüssigkeit ausmacht. Die sonst feste Zellsubstanz wird nämlich beim Tode erweicht und verflüssigt, und hierbei nimmt sie Wirkungen an, die ihr vorher fremd waren. Prüfen wir nämlich die zerfallene und zersetzte Zellsubstanz oder die Flüssigkeit der absterbenden Zelle auf ihr Verhalten gegenüber gesunden Geweben, so zeigt sich, daß die also veränderte Substanz nun wie alles abgestorbene Gewebe oder Leichenmaterial einen eigentümlichen Reiz auf die lebende Substanz ausübt. Sie ist dieser geradezu feindlich und steigert sie zu einer lebhaften Gegenwehr, die wir Entzündung nennen.

Das ist der Grund, weshalb wir sehr bald oder eigentlich unmittelbar von der unverletzt gebliebenen Umgebung des Krankheitsherdes, den die Verbrennung gemacht hat, eine Tätigkeit der gesunden Zellen ausgehen sehen, die in Vergrößerung, Formveränderung und Vermehrung dieser Zellen sich äußert und der Reihe nach zuerst zu einer Art Verdauung und Entgiftung oder, wie die Alten sich ausdrückten, zur Kochung des Krankheitsherdes, dann zur Aufsaugung der also unschädlich gemachten Masse und endlich zur Reparatur der erkrankten Stelle führt. Die Verdauung geschieht durch sogenannte Fermente, Spaltmittel, die von wandernden Körperzellen und von inneren Drüsen abgesondert werden. Die Entgiftung geschieht durch Gegengifte, welche die festen Gewebszellen und die von ihnen gebildeten jungen Ersatzzellen liefern. Die Reparatur geschieht durch die Wucherung der gesunden Umgebung, die Schritt für Schritt mit neuen Zellen das verlorene Gewebe ersetzt und schließlich den Schaden so gut und ganz wiederherstellt, daß die geschickteste Flickerin sich vergeblich ein Beispiel daran nehmen möchte.

Die entfernten Vorgänge: Nervenerregung, Gefäßsturm, Schweißbildung und so weiter verlaufen bei diesem leichten Krankheitsprozeß in gesteigertem Maße, aber nicht wesentlich anders als es für die einfache Krankheitsgefahr geschildert worden. Der Organismus war genügend gewarnt. Nur eine nachträgliche Verlangsamung und Verstärkung der Herztätigkeit pflegt bei empfindlichen Verbrennungen nicht unbedeutend zu sein und das erwähnte Gefühl flüchtiger Ohnmacht zu beseitigen.

Blieb die Brandverletzung nicht auf die obersten Schichten der Haut beschränkt, sondern griff sie weiter in die Tiefe, so haben wir es nicht mehr mit der Bildung einer Brandblase zu tun; diese trat zwar mehr oder weniger flüchtig auch an der Stelle der stärksten Verbrennung auf, ging aber rasch in eine Verschorfung und Verkohlung, später in eine Wunde oder in ein offenes Geschwür über, bis nach vielen Tagen oder Wochen unter Eiterung die Ausheilung erfolgte, nicht in der vollkommenen Weise, die auf geringe Verbrennungsgrade zu folgen pflegt, sondern unter Bildung eines nicht immer dauerhaften und oft entstellenden Gewebes, wie an dem schlecht gestopften Strumpfe eines armen Mannes, dessen Frau nicht mehr die nötige Wolle zum Nachstricken hat.

Die örtlichen Veränderungen bei einer tiefen Brandverletzung sind die Ihnen schon bekannte Gewebszerstörung und das Austreten von Zellflüssigkeit; die Zerstörung von Blutgefäßen in der Brandstelle kann zum Austreten von Blut in die zerstörten Teile führen und das mißfarbige Aussehen des Krankheitsherdes erhöhen. Diesen Zeichen des Unterliegens gesellen sich bald die Zeichen der Abwehr und Hilfe hinzu. Die Heilbestrebungen seitens der Umgebung werden ins Werk gesetzt: vermehrter Blutzufluß, erhöhte Zelltätigkeit. Aber es zeigt sich bald, daß sie nicht mehr ausreichen, die in großem Umfang abgetöteten Gewebe wegzuräumen und zu ersetzen. Es tritt außerdem noch eine Gefahr in den Vordergrund, die bei den milden Graden der Verbrennung nur angedeutet war, nämlich die Giftigkeit des Krankheitsherdes, die bei der Masse der untergegangenen Gewebe so groß ist, daß dem Organismus davon nicht mehr eine örtliche Gefahr allein sondern eine allgemeine droht. Das Gift muß irgendwie beseitigt werden. Ich deutete schon an, daß die Entgiftung zunächst von den gesunden Zellen der Umgebung ausgeht. Sie scheinen bei der Abgabe des Verdauungsfermentes, das zur erwähnten Kochung führt, auch Gegengifte zu bereiten, welche die Gifte des Krankheitsherdes binden und unschädlich machen. Bei einer reichlichen Bildung der letzteren entgehen nun kleinere oder größere Giftmengen den gesunden Zellen der Umgebung und treten bei der Tätigkeit der Sauggefäße, die den verflüssigten Teil des Krankheitsherdes aufzunehmen und weiteren Schicksalen im Organismus entgegenzuführen haben, ins Blut über. So müßte bei einigermaßen erheblicher Giftentstehung schließlich eine Vergiftung der Blutmasse und des ganzen Körpers stattfinden, wenn nicht jetzt wiederum neue und besondere Schutzvorrichtungen in Arbeit träten.

Ich muß Sie hier daran erinnern, daß es in unserem Organismus außer den festsitzenden Zellen, die ihn zusammensetzen, noch sogenannte Wanderzellen gibt; frei sich bewegende Zellen, die in besonderen Keimnestern, in der Milz, in den Lymphknoten, im roten Knochenmark, in der Brustdrüse des Ungeborenen entstehen und von hier aus ins Blut gelangen, wo sie sich in bestimmter Anzahl aufhalten, um als eine Art Reinigungsmannschaft für alle Teile des Körpers gegenwärtig zu sein und dort einzugreifen, wo es gilt, ein Säuberungswerk zu verrichten, zu dem die erhaltende und abwehrende Tätigkeit der festen Gewebszellen nicht ausreicht. Diese Wanderzellen nun werden, sobald die erwähnten Gifte des Krankheitsherdes in einer einigermaßen gefährlichen Konzentration in das Blut einzutreten beginnen, so sicher zum Krankheitsherd, der das Gift abgibt, hingelockt, wie Bienen von einer Honigblüte oder, besser gesagt, wie die Totengräberkäfer von einem Kadaver angezogen werden. Immer zahlreicher kommen sie an den Herd hinan, immer dichter sammeln sie sich um ihn, bis sie schließlich einen schützenden Wall bilden, der das Kranke vom Gesunden abscheidet. Dabei können die zunächst herangedrängten an dem Gift, das ihre Hilfe nötig macht, sterben; aber wie viele auch untergehen, neue drängen sich hinzu und ersetzen die gefallenen so lange, bis das Abströmen gefährlicher Stoffe zum Blut aufhört. Das rettende Werk der Wanderzellen besteht nun einesteils darin, die vorhandenen Giftmassen durch ein Gegengift zu binden, sodann darin, die giftabgebenden Gewebstrümmer und alles Fremde, was etwa in diese eingedrungen ist, Schmutz, Bakterien, überhaupt nicht zum Organismus gehörige Dinge, zu verzehren und zu vernichten. Die Freßzellen, wie sie deshalb auch genannt werden, bilden auf dem höchsten Grad der Entzündung eine dichte Masse, die Ihnen als Eiter bekannt ist.

Wenn es zur Eiterung kam, so ist die gewöhnliche Folge, daß der ganze Krankheitsherd, den die Zone der Eiterzellen abgetrennt hat, oder wenigstens die Eiterzone selbst eingeschmolzen und dann mitsamt dem Eiter vom Körper abgestoßen wird, der so auf Kosten eines Teils das Ganze rettet. Der Verlust, den der Körper hierbei erleidet, ist nicht gering; man hat die Eiterabsonderung bei ausgedehnten Verbrennungen auf vier oder fünf Pfund und mehr geschätzt. Die gesetzte Lücke vollwertig zu erfüllen, reicht die Tätigkeit der festen Zellen in der Nachbarschaft meistens nicht aus. Es kommt zur Verheilung unter Bildung des minderwertigen Gewebes, das Sie als Narbe kennen. Nur in seltenen Fällen werden die Eiterzellen und die von ihnen umwallten und durchdrungenen Gewebsteile wieder aufgesaugt und dabei Schicht für Schicht von neugebildeten Zellen verdrängt, die einen völligen und vollwertigen Ersatz des untergegangenen Gewebes herbeiführen. –

Endlich noch die Vorgänge bei ausgedehnten und zugleich tiefen Verbrennungen! Die Gegenwehr, wie sie sich in der geschilderten Entzündung vom einfachen örtlichen Zellaufgebot bis zur reichlichen Zelleinwanderung vollzieht, reicht dabei nicht mehr aus. Die massenhaft gebildeten Gewebsgifte können nicht an Ort und Stelle festgehalten werden. Auch die Lymphknoten halten sie nicht mehr zurück. Sie treten ins Blut über und drohen dem Körper mit allgemeiner Vergiftung. Der Beginn dieser Vergiftung zeigt sich in zunehmender Herzschwäche bis zur Kreislauflähmung, in Störungen der Nerven, der Muskeln, des Bewußtseins, in Reizvorgängen am Verdauungsapparat bis zum Erbrechen und zum Durchfall. Ein sichtbares Zeichen für die Schädigung des Blutes selbst ist die Auflösung seiner Elemente besonders der roten Blutkörperchen, die an sich wiederum die Bildung neuer Zersetzungsgifte bedingt.

Auch diesen Störungen und Gefahren gegenüber gebricht es dem Organismus nicht an Schutzmitteln. Ihnen zu begegnen, verfügt er über Vorrichtungen dreifacher Art, die wir vorhin bereits flüchtig andeuteten. Die erste besteht darin, daß das Blut in dem Maß, als giftige Substanzen von der Art der Zersetzungsgifte oder überhaupt Gifte aus Krankheitsherden in dasselbe eintreten, diese zerstört, sei es durch Verbrennung oder sei es durch Bildung von Gegengiften — besser gesagt von giftbindenden Substanzen, denn diese selbst sind nicht giftig —, wobei merkwürdig ist, daß das Blut besondere Gegenstoffe wider jedes besondere Gift erzeugt, also auch einen besonderen Gegenstoff für das Gift oder die Gifte, welche die Auflösung seiner roten Zellen bewirken. – Die zweite Vorrichtung besteht in den sogenannten Blutdrüsen, die – wie Filter oder Rieselfelder in den Kreislauf eingeschaltet, – dazu da sind, Gifte und andere schädliche Dinge aus diesem zurückzuhalten oder mit besonderen Gegenmitteln, die sie an Ort und Stelle bereithalten oder in den Kreislauf abfließen lassen, zu zerstören. Ob und welche dieser entgiftenden Organe bei der Blutvergiftung durch Verbrennung in Wirksamkeit treten, ist noch nicht ausgemacht. Da sie aber in anderen Krankheiten, besonders bei Vergiftungen von außen und bei Ansteckungsgiften, nicht weniger auch bei der Reinigung des gesunden Körpers von schädlichen Stoffwechselschlacken eine wichtige Rolle spielen, mußte ich ihr Vorhandensein wenigstens erwähnen und will nur noch daran erinnern, daß wir die Schilddrüse, die Nebennieren, die Leber und so weiter zu jenen giftzerstörenden Blutdrüsen rechnen. – Als dritte Vorrichtung zur Entlastung des Organismus von Giften dienen die sogenannten Ausscheidungsdrüsen, besonders die Nieren und bestimmte Teile des Darmkanals, die ja auch in der Gesundheit die Aufgabe haben, unbrauchbar oder schädlich gewordene Teile des Körpers und der Nahrung als Auswürflinge nach außen zu entfernen. Bei Verbrennungen und Krankheiten überhaupt scheinen sie weniger die noch wirksamen Gifte als die vom Blut und den Blutdrüsen schon bewältigten, ungiftig gewordenen Stoffe auszuscheiden; ein sichtbarer und Ihnen wohl bekannter Ausdruck ihrer Tätigkeit sind die sogenannten kritischen Entleerungen, die sich besonders beim Nachlassen akuter, hitziger, Krankheiten und so auch bei der Genesung von Verbrennungen zeigen.

Ist die Giftbildung im Entzündungsherd eine so bedeutende, daß weder die Tätigkeit der festen Gewebszellen in der Umgebung des Herdes noch die Aufopferung von Wanderzellen noch die Anstrengung der giftbindenden, giftzerstörenden und giftausscheidenden Organe hinreicht, den Körper zu befreien, so gibt sich dieser dennoch nicht verloren. Er ruft zum letzten Aufgebot in dieser Allgemeinkrankheit.

Der ganze Organismus wird jetzt in einen Zustand versetzt, in dem jede Zelle an der eigenen Rettung und damit an der Rettung der Gesamtheit arbeitet. Dieser Zustand, der durch erhöhte Eigenwärme des Körpers mit vermehrter Anstrengung des Kreislaufes und der Atmung unter Stockung oder Verminderung aller übrigen zum Leben nicht durchaus notwendigen Funktionen gekennzeichnet ist, ist Ihnen als Fieber bekannt. Das Allgemeinleiden, welches das Fieber begleitet, die Aufregung im Anfang, die Schwäche zu Ende, ist der Ausdruck dafür, welche Anstrengungen der Organismus in einem solchen Zustande zu seiner Rettung macht; und dabei ist die Höhe des Fiebers ebensosehr das Zeichen für die Kraft der Gegenwehr wie ein Gradmesser für die Größe der Krankheit.

Hat die fieberhafte Anstrengung des Organismus den Sieg errungen, so erfolgen an dem Krankheitsherd und überhaupt an dem ganzen Körper die Reparaturvorgänge, welche durch die allgemeine Entkräftung der Zellen und durch den Gewebsausfall am ersten Krankheitsherd nötig geworden sind. Ein günstiger Verlauf dieser Periode ist durch das Behagen und Wiederaufleben gekennzeichnet, das die glücklichen Rekonvaleszenten rühmen.

Hiermit hätten wir die Hilfsmittel des Organismus wider Angriffe auf seinen Zusammenhang und auf sein Bestehen sowie seine Selbsthilfe in Krankheitszuständen genügend ausführlich besprochen. Lassen Sie mich noch hinzufügen, daß das, was ich am Beispiel der Verbrennungskrankheiten gezeigt habe, mit Vorsicht verallgemeinert werden darf; wobei nur dieses zu berücksichtigen wäre, daß mit einer Veränderung der Schädlichkeit auch das Maß und die Reihenfolge der Abwehrmittel sich verändert und daß der Übergang vom einen Mittel zum anderen ganz wesentlich von der Körperkonstitution, von der Summe der den Organismus bildenden Gewebe und der ihm damit innewohnenden Kräfte, bestimmt wird.

Sehr geehrte Zuhörer! Die gegebene kurze Darstellung des bewundernswerten Getriebes, das sich in unserem Organismus in Krankheiten entwickelt, hatte den Zweck, Ihnen zu zeigen, daß der hippokratische Arzt recht hat, wenn er behauptet, der Organismus wehrt und heilt sich selbst. Daß er weiterhin recht hat, wenn er seinen Satz einschränkt und sagt: er heilt sich nicht immer und nicht immer glücklich und ganz, das beweisen die zahlreichen Fälle, in denen der Körper entweder die geschilderten Anstrengungen gar nicht machte und unterging oder eine schlechte Heilung vollbrachte oder trotz seiner Anstrengungen unterging oder gar bei seinen Anstrengungen sich selbst neue Gefahren schuf. –

Der Grund dafür, daß ein kranker Körper die regelrechten zu seiner Rettung erforderlichen Anstrengungen nicht macht, kann entweder daran liegen, daß ihm die Einrichtungen und Mittel dazu fehlen oder abhanden gekommen sind, – Sie haben hier den Begriff der schwachen und geschwächten Konstitution; – oder daran, daß ihn eine übermächtige Krankheitsursache plötzlich vergewaltigte, so daß ihm zur Notwehr keine Zeit blieb, – das sehen wir zum Beispiel in der Cholera und bei vielen anderen Vergiftungen; – oder daß die Krankheitsursache unmittelbar die Zentren des Lebens angriff und zerstörte, – wie bei einem Schlag ins Genick, der den Lebensknoten zertrennt; – oder daran, daß ihn heimtückische Krankheitserreger so heimlich beschleichen, daß er nicht recht aufmerksam auf die drohende Gefahr wird, – ich denke hier an gewisse Fälle von Tuberkulose und besonders an die traurigen Krankheiten, welche Lustseuche und Aussatz und Krebs heißen.

Der Grund dafür, daß der Organismus eine schlechte Heilung vollbringt, kann ebenso die Größe der Verletzung wie die natürliche Beschränktheit seiner Ausgleichungskräfte sein, — Beispiele wären entstellende und bewegungshindernde Narben, schiefgeheilte Knochenbrüche, Ausgang von Gehirnkrankheiten in Blödsinn und so weiter. —

Der Grund dafür, daß in manchen Fällen der Körper trotz aller Gegenwehr unterliegt, ist entweder die Hartnäckigkeit der stetig anstürmenden Krankheitsursache, die alle seine Gegenanstrengungen Schlag für Schlag zunichte macht, — das geschieht in tödlich verlaufenden Infektionskrankheiten; — oder es ist die Hartnäckigkeit einer an sich unmächtigen aber immer und immer wieder einwirkenden Ursache, die seine Kräfte langsam erschöpft, — denken Sie hier an die Folgen des chronischen Alkoholismus, an die allmähliche Bleivergiftung, an die meisten Fälle von Tuberkulose, an die vielen Gewerbekrankheiten.

Der Grund dafür, daß der Organismus bei seinen Wehrbestrebungen sich selbst mitunter neue Gefahren schafft, liegt darin, daß seine abwehrenden Tätigkeiten zwar für bestimmte Voraussetzungen zweckmäßig wirken, aber nicht für alle Möglichkeiten vorbereitet und angepaßt sind; — so kommt es, daß zum Beispiel in den Fällen, wo der Diphtheriekeim die Halsorgane ergriffen hat, zwar der Krankheitserreger mit den wirksamen Mitteln der Entzündung überwunden wird, die Entzündung selbst aber und

5*

die mit ihr untrennbar verbundene Gewebsschwellung den Weg für die Atmung verlegt und Erstickungsgefahr herbeiführt; so kommt es, daß die Muskeln der Gallengänge, indem sie sich anstrengen, einen Gallenstein hinauszuschaffen, zugleich auch einmal ausnahmsweise durch ihre Zusammenziehung eine kranke Stelle der Gallenwege zerreißen und dadurch die Gefahr der Bauchfellinfektion heraufbeschwören.

Ich müßte hier im Anschluß an die Beispiele von unvollständigen und mißratenen Selbstheilungen noch ein bisher unerwähnt gelassenes Auskunftsmittel des Organismus schildern, ein Mittel, das ihm die Ausgleichung von Krankheitsfolgen gestattet, wo er sich vergeblich angestrengt hat, die Krankheit selbst oder die krankhaften Folgezustände zu beseitigen; ich meine das große Mittel der Anpassung und Angewöhnung. Da aber der dabei sich einstellende neue Zustand im Organismus Kräfte braucht und bindet, die sonst für andere Leistungen zur Verfügung ständen, und da es sich somit in Wirklichkeit um eine Art unvollkommener Heilung handelt, so darf ich über jenes bedeutungsvolle Mittel an der Grenze der Naturheilkraft mit der flüchtigen Erwähnung hinweggehen und unsere Erörterung über die Grenzen der Selbsthilfe des Organismus in Krankheiten abschließen.

Und so können wir nunmehr zur Beantwortung der Frage übergehen: Unter welchen Voraussetzungen und wieweit ist Kunsthilfe möglich und nötig?

Vielleicht kommt dem einen oder anderen meiner geehrten Zuhörer bei dieser Frage die Geschichte ins Gedächtnis, die Lesage erzählt: Der hinkende Teufel zeigte dem Studenten, den er über die menschlichen Dinge belehrte, zwei Tote, die begraben werden sollten. Es sind, berichtete er, zwei Brüder, die beide an derselben Krankheit daniederlagen, sich aber ganz verschieden dabei benahmen; der eine vertraute blindlings seinem Arzte, der andere wollte alles der Natur überlassen. Nun sind sie beide tot, jener, weil er alle Arzneien, die ihm sein Doktor gab, verschluckte, dieser, weil er gar keine nehmen wollte. – Ein bedenklicher Fall, sagte der Student; was soll denn ein armer Kranker tun? – Das kann ich Euch nicht sagen, antwortete der Teufel. Ich weiß bloß, daß es gute Mittel gibt, aber ich weiß nicht, ob es gute Ärzte gibt. –

Nehmen wir dem Teufel zum Trotz an, es gäbe auch gute Ärzte, die ihre Aufgabe richtig erkennen und ihre Mittel zweckmäßig anwenden.

Wenn Sie, meine Damen und Herren, bisher meinen Ausführungen mit treuem Gedächtnis gefolgt und mit willigem Verständnis entgegengekommen sind, so sehen Sie klar die doppelte Aufgabe der ärztlichen Kunst:

Die eine ist die Verhütung drohender Krankheit, die andere ist die Unterstützung oder Stellvertretung der Selbsthilfe des Organismus bei der ausgebrochenen Erkrankung.

Die erste Aufgabe ließe sich, so könnte man meinen, durch das Abhalten aller krankheitserregenden Ursachen erfüllen. Aber das ganze Leben ist von Krankheitsgefahren umlagert, die unentbehrlichen Lebensbedingungen selbst werden gelegentlich zu Krankheitsursachen, wenn ihr wohltätiges Mittelmaß überschritten wird, und umgekehrt bleiben große Schädlichkeiten oft unwirksam, wenn sie auf starke Leibesbeschaffenheit treffen. So hat denn alle Erfahrung immer wieder gelehrt, daß die öffentliche Gesundheitsfürsorge, die sich die Abwehr allgemeiner Schädlichkeiten zur Aufgabe macht, vergeblich bleibt, wenn nicht jeder Einzelne einen täglich erneuten und ununterbrochen geübten Gesundheitsschutz hinzufügt, der mit dem inhaltsschweren Wort **Lebenskunst** bezeichnet ist und im wesentlichen darin besteht, die schwachen und wehrlosen Konstitutionen vor der Überschreitung der Gesundheitsgrenzen zu bewahren und sie allmählich durch Übung und Abhärtung zu kräftigen. Die seltenen Menschen mit großer starker Gesundheit können dieser Kunst entraten. Für die meisten von uns ist sie Lebensbedingung.

Sie zu lehren, haben sich die Ärzte von jeher zur Pflicht gemacht. Manches haben sie zweifellos durchgesetzt. Daß sie nicht alles erreicht haben, was sie wollen, liegt zum Teil an den jeweiligen sozialen Zuständen, die einer gesundhaften Lebensführung feindlich sind, zum größeren Teil an der menschlichen Beschränktheit, die die wichtige Mahnung: Eines schickt sich nicht für Alle! schwer begreifen lernt, und an der menschlichen Schwäche, die das Gute zwar gerne hört aber dem Schlechten folgt; was vermutlich noch so lange währen wird, als wir Ärzte selbst in der Mehrzahl bessere Erkenner und Lehrer der gesundheitwidrigen Lebensweisen denn Vorbilder einer gesundheitsmäßigen Lebensführung sind oder als wir nicht alle eine tüchtige Spur von dem Fanatismus haben, womit die unberufenen Gesundheitsapostel so großen Eindruck machen.

Was die zweite Aufgabe des Arztes, die eigentliche Kunsthilfe bei ausgebrochener Krankheit, angeht, so erkennen Sie nach unseren Ausführungen über die natürlichen Heilungsvorgänge ohne weiteres ein mehrfaches Hilfsbedürfnis.

Zunächst kommt da in Frage die Beseitigung oder Vernichtung des im Körper fortwirkenden Krankheitserregers. – Denken Sie an die Entfernung des Sandkorns aus dem Auge, an die Herausschaffung von Giften aus dem Magen, an die Vertreibung von Würmern aus dem Darm, an die Abtötung der Wechselfieberkeime im Blute, an die Ausrottung einer bösartigen Geschwulst. Mit der künstlichen Entfernung des Krankheitserregers werden dem Organismus alle die Anstrengungen erspart, die er zu ihrer Überwindung machen müßte, und er kann seine Kräfte nun ungeteilt der Wiederausgleichung des etwa entstandenen Schadens und den Aufgaben des Gesunden widmen.

Hat aber die äußere Krankheitsursache bereits ausgewirkt oder kann sie nicht entfernt werden, so ist das zweite deutliche Hilfsbedürfnis die Herstellung der günstigsten äußeren Bedingungen für eine möglichst ausgiebige Wirksamkeit der natürlichen Heilkräfte. Je weniger diese durch andere Aufgaben wie unnütze Anstrengungen, Gemütserregungen, Schlafentziehung, Überladung mit Speisen und so weiter in Anspruch genommen, je mehr neue Schädlichkeiten vom Kranken ferngehalten werden, desto gründlicher und erfolgreicher treten sie in den Kampf mit der Krankheit ein. Die allgemeine Schonung des Kranken ist um so nötiger, je schwächer seine Konstitution, je geringer seine Lebenskraft ist; sie ist unbedingt nötig, wo die Schwäche so groß ist, daß jede andere Tätigkeit auf Kosten des Heilfortschrittes geschieht und diesen verzögert. – Sie wissen, daß der Arzt jener Aufgabe Rechnung trägt durch die Einrichtung aller der Dinge, die zur Krankenpflege gehören, durch eine sorgfältige Ordnung der Lebensbedingungen des Kranken, durch die Verordnung der Bettruhe oder eines milden Klimas, durch Sorge für gute Luft, für richtige Ernährung, für zweckmäßige Bekleidung, für Reinlichkeit, für das Gleichgewicht des Gemütes und so weiter. Sie wissen auch, daß der Arzt seine Maßnahmen nicht selten auf diese diätetischen Vorschriften beschränkt, auf die Anwendung der anderen Hilfsmittel verzichtend, weil er voraussieht, daß die natürlichen Kräfte ohne Beihilfe fertig werden.

Reichen indessen die Kräfte des Organismus zur Bezwingung des Krankheitserregers und des Krankheitsherdes nicht aus, überwiegen im Kampf des Organismus mit der Schädlichkeit die Zeichen des Unterliegens über die Zeichen der siegreichen Abwehr, so entsteht ein drittes Hilfsbedürfnis des kranken Körpers, eine dritte Aufgabe für die Kunsthilfe: die Anregung oder Verstärkung oder Ersetzung der schwachen oder mangelnden natürlichen Heilkräfte. – Sie wissen, daß der Arzt in diesem Sinne Entzündungen künstlich erregt, zum Beispiel bei schleichenden Geschwüren durch Ätzmittel, bei schlaffen Pestbeulen durch das Glüheisen, bei Tuberkulose durch Einverleibung von Zimtsäure und so weiter; daß er giftbindende Substanzen einverleibt, wie sie der Körper in günstiger Verfassung selbst bereitet, zum Beispiel bei der Diphtherie; daß er die ausscheidenden Drüsenfilter antreibt, zum Beispiel bei Metallvergiftungen; daß er das geschwächte Herz anregt, bei Stockungen und Stauungen der Säfte; den trägen Darm reizt, bei nachteiliger Kotverhaltung.

Ist auch solche Nachhilfe versagt, erschöpfen sich die natürlichen Anstrengungen vergeblich und fehlen die Mittel zu ihrer künstlichen Steigerung, dann sieht sich der Arzt vor die Aufgabe gestellt, zur Rettung des Ganzen den Zusammenhang der Teile zu trennen und sogar den kranken Teil zu opfern. – So entschließt er sich zur Eröffnung einer Eitergeschwulst, zum Bruststich oder Bauchstich bei Wasseransammlungen, zur Anlegung eines künstlichen Afters beim Darmverschluß, zur Eröffnung der Harnblase beim

Blasenstein, zur Ausschälung tuberkulöser Gelenke, zur Absetzung einer vom Feuer verkohlten oder vom kalten Brand verwüsteten Gliedmaße, zur Wegnahme der krebsig entarteten Zunge, zur Ausrottung der abgestorbenen Leibesfrucht.

Wie die Kunst derart einerseits kranke Teile, die nicht erhalten werden können und das Leben beschwerlich machen oder in Frage stellen, vom Körper abtrennt, so ersetzt sie andererseits entstandene Schäden und Mängel, die nicht vom Organismus selbst ausgeglichen werden. – So übt der Arzt die von der Krankheit gelähmten oder geschwächten oder aus dem Gleichgewicht gebrachten Muskeln so lange, bis der Kranke mithilft; löst die erstarrten Sehnen und verödeten Gelenke; verbessert den von der Natur schlecht geheilten Knochenbruch; unterstützt fehlerhafte Augen durch Brillen; bringt künstliche Zähne, künstliche Glieder an; reicht mangelnde Verdauungssäfte, ja sorgt durch seine Arzneien für die Stellvertretung lebenswichtiger Organe, wenn sie untergegangen sind, wie bei der Verödung der Schilddrüse durch die Einverleibung des Schilddrüsengewebes.

Als letzte Aufgabe kommt für die Kunsthilfe die Linderung der Beschwerden des Kranken in Frage, die Stillung seiner Schmerzen, die Beruhigung seiner Angst und seiner Befürchtungen, die Kühlung der Fieberhitze, die Linderung des Hustenreizes, endlich die Erleichterung des Sterbens. – Diese Hilfeleistungen sind, ich betone es, die letzte Aufgabe des Arztes, wenngleich der Kranke sie meistens als die erste betrachtet. Mir liegt, hören wir ihn oft sagen, an der Krankheit nichts, wenn ich nur nicht zu leiden brauche! Der bedächtige Arzt unterschätzt gewiß die Klagen und Beschwerden des Kranken nicht; aber er hütet sich so lange wie möglich, ihnen unmittelbar durch schmerzstillende, beruhigende, einschläfernde, betäubende Mittel entgegenzuwirken; so lange nämlich, als er die Hoffnung hegen darf, sie durch Erfüllung der ersten Hilfsanzeigen zwar mittelbar, aber von Grund aus zu beseitigen. Denn er weiß wohl, daß jene Beschwerden die Wächter der gesunden Teile und die Verräter der Krankheit, ja sehr oft heilsame Wehrbewegungen des Organismus sind, und erkennt die großen Gefahren, die aus ihrer Abstumpfung oder Unterdrückung hervorgehen, und die Nachteile, die aus einer Angewöhnung an die Palliativmittel zu erwachsen pflegen. Bei alledem bleibt die lindernde Tätigkeit in vielen Fällen die einzige und niemals die geringste Aufgabe seiner Kunst.

Für die Erfüllung aller der aufgezählten Hilfsanzeigen, die grundsätzlich noch ziemlich einfach erscheint, in der Ausführung aber unendlich mannigfaltig und schwierig werden kann, gibt es tausend Wege und tausend Mittel, unter denen der Arzt in jedem Falle das beste wählen muß nach dem Grundsatz: die Hilfe sei sicher, rasch und ohne unnütze Pein für den Kranken und sie sei keinesfalls langwieriger und gefährlicher als die Krankheit selbst.

Diese Auswahl ist nicht so einfach, wie der Laie sich das mitunter vorstellt, indem er meint, er brauche nur den Namen der Krankheit zu wissen und dann in seinem gedruckten hausärztlichen Ratgeber oder im Konversationslexikon das bestimmte Heilmittel zu suchen nach dem Schema: Migräne — Migränin; Verstopfung — Abführpillen oder Bitterwasser oder Klistier; Fieber — nasse Wickel; Krebs — Messer; Schwindsucht — Lungenheilstätte und so weiter. Diese Art von Scheintherapie lernt jeder Papagei.

Zur wahren Kunsthilfe gehört viel Wissen und Können und nicht zuviel Wirken. Das ist und bleibt der große Stein des Anstoßes für die Pfuscher, die nichts zu lernen brauchen, aber Alles zu können vorgeben und sich und Andere täglich von ihrem Können überzeugen, weil sie ihre Vielgeschäftigkeit und die äußeren Wirkungen für wahre Erfolge halten.

Was der hippokratische Arzt, was die wissenschaftliche Medizin von der Naturheilung hält und von der Kunsthilfe verlangt, ist nun gesagt. In unserem dritten Vortrag wollen wir uns belehren über die Ordnung der äußeren Bedingungen, woran die Selbsthilfe des Organismus in Krankheiten und seine Erhaltung und Tätigkeit in gesunden Tagen geknüpft ist.

3.
Die sechs natürlichen Dinge

Sehr geehrte Versammlung!

Die sogenannten naturheilkundigen Ärzte sprechen den Ärzten der Schule die wahre Heilkunst und die richtige Ordnung der Lebenskunst ab mit der Versicherung, die Schule bediene sich bei ihren Eingriffen am Kranken unnatürlicher Mittel und bei den Gesunden gestatte oder unterstütze sie eine naturwidrige Lebensweise.

Daß am Krankenbett die Schule keine andere Aufgabe kennt, als die Heilwege der Natur zu suchen und zu befolgen und die Kunsthilfe einzig in den Dienst der Natur zu stellen, habe ich im vorigen Vortrag ausführlich gezeigt. Um das Heilverfahren der Schule vom letzten Rest irriger Deutung zu befreien, bleibt noch übrig zu zeigen, daß so naturgemäß wie ihre Wege auch ihre Mittel sind.

Fragen wir zu diesem Zweck noch einmal genau, welche Kunst nehmen die Naturheilkundigen für sich in Anspruch? Sie wollen „die Krankheiten auf natürliche Weise heilen und dem Einzelnen eine natürliche Lebensweise, bei der er gesund bleibt, angeben". – Das ist ja genau dasselbe, was die Schule will!

Nur dem Worte nach, dem Sinne nach nicht. Unter natürlicher Heilung verstehen sie etwas anderes als wir. Sie meinen damit nicht die natürliche Selbstrettung des Organismus in Krankheiten im Gegensatz zur Kunsthilfe, sondern sie meinen die heilsame Anwendung der Dinge, die sie „Naturheilmittel" nennen, die Anwendung der Luft, des Lichtes, des Wassers, der Nahrung, der Leibesübungen, der Kleidung, der Wohnung, des Magnetismus und Hypnotismus. Das sind, mit Ausnahme der beiden letztgenannten, diejenigen Dinge, die wir als unentbehrliche Lebens- und Genesungsbedingungen kennen und die jeder Arzt bei seinen Kranken wie bei den Gesunden sorgfältig zu ordnen sich bemüht, weil ihr richtiges Maß die Gesundheit erhält und fördert, ihr Übermaß oder Mindermaß schädlich, ja tödlich ist.

Die Schule hat von jeher hervorgehoben, daß jene äußeren Dinge als wechselnde und veränderliche Einflüsse den inneren beharrenden Kräften der organischen Natur entgegengesetzt sind, und hat sie deshalb von den natürlichen Kräften des Organismus unter dem Namen der „nicht natürlichen" oder „außernatürlichen Dinge" abgesondert. Diese Bezeichnungen sind uns nicht mehr geläufig, kaum mehr verständlich. Wir von heute verstehen wie die alten Philosophen unter Natur das All und seine Erscheinungen, das All des Lebendigen und Nichtlebendigen. Aber wenn die Ärzte vor dem achtzehnten

Jahrhundert, wenn Hippokrates oder Galenus oder Paracelsus oder Ambroise Paré von der Natur sprechen, so meinen sie den menschlichen Organismus, die Mischung seiner Elemente, und sie gebrauchen die Mehrzahl „Naturen“ in demselben Sinne, wie wir heute von Teilen und Verrichtungen und Fähigkeiten des Organismus sprechen. „Die Natur heilt sich selbst.“ – „Die Natur liebt das Gewohnte.“ – „Die Naturen sind die Ärzte der Krankheiten.“ – „Es gibt zweierlei Ärzte und Arzneien, solche in der Natur und solche außerhalb der Natur. Der äußere Arzt soll dem inneren nachgeben, er sehe denn, daß es von nöten sei, dem inneren zu helfen.“ – „Im Krankheitsanfall verabscheuen die Naturen die Nahrung.“ –

Erst in der Zeit, die die alten Begriffe „Lebenskraft“ und „Organismus“ zu zerstören für ihre Pflicht hielt, vollzog sich jene Umänderung im Gebrauch der Namen, und so können, so müssen wir jetzt, um uns und Anderen verständlich zu bleiben, das, was die Alten als „nicht natürlich“ oder „außernatürlich“ oder „widernatürlich“ bezeichneten, umgekehrt natürlich nennen.

Diese Verkehrung der Benennungen wäre gleichgültig und für uns hier kaum der Erwähnung wert, wenn sie sich nicht mit einer Verkehrung der Begriffe und der Tatsachen selbst verbunden hätte, die darin besteht, daß man den äußeren Einflüssen, worin sich das Leben abspielt und die es unterhalten, anregen und angreifen, nunmehr auch die Bedeutung der Lebensbildner und Krankheitsheiler zuschreibt. Mit anderen Worten, man verlegt, um die Begriffe Leben und Lebenskraft auszurotten, die Lebenskraft aus dem Inneren des Organismus in seine Umgebung und spricht von der erhaltenden und heilenden Kraft der Luft, des Lichtes, der Nahrung, des Wassers.

Es ist wahr, der Organismus lebt nicht ohne Luft und Licht und Wasser und Nahrung; aber er lebt nicht durch sie, sondern lebt in ihnen und von ihnen und lebt sogar eine Zeitlang ihnen zum Trotz, woferne sie sich etwa feindlich äußern, und verfällt, wenn sie ganz fehlen, zwar in Scheintod aber nicht notwendig in Tod.

Hiernach können wir also das Wort „Naturheilkräfte", das die Naturheilkundigen gerne gebrauchen, wenn sie von den äußern Dingen reden, nicht gutheißen. Das Wort „Naturmittel" oder „Lebensmittel" wäre gerade genug. Wir wollen uns aber lieber nach der alten Schulbezeichnung richten und, da wir denn die Bezeichnungen „nicht natürliche" oder „außernatürliche Dinge" müssen fahren lassen, in Anlehnung an die alte Benennung einfach von den natürlichen Dingen reden.

Dieser Dinge werden von alters her sechs genannt. Ihre Regelung bildet die Grundlage aller Diätetik oder Lebenskunst: die Sorge für gute Luft, die Ordnung von Speise und Trank, die Wartung der Ausleerungen, der richtige Wechsel zwischen Wachen und Schlaf, zwischen Bewegung und Ruhe, zwischen Übung und Schonung der Körperteile und Körperverrichtungen, die Pflege der Gemütsstimmung.

Die Regelung dieser sechs natürlichen Dinge am Krankenbett gilt von jeher allen wahren Ärzten als die erste selbstverständliche Vorbedingung für die Genesung des Kranken und also für mindestens so wichtig wie die Anwendung jedes anderen Heil- oder Hilfsmittels. Aber auch als Heilmittel im engeren Sinne werden sie geschätzt und vor allen anderen Mitteln dann angewendet, wenn der Arzt dem Zweck besonderer Schonung oder besonderer Übung einzelner Teile genügen will oder eine Erholung oder Abhärtung des ganzen Organismus anstrebt.

So alt wie die Schule selbst ist die Anwendung des kalten und des warmen Wassers zu heilsamen Waschungen, Spülungen, Güssen, Bädern, Aufschlägen; die Kunst der Gymnastik in freien Muskelübungen und Widerstandsbewegungen, die Durchführung von Hungerkuren und Mastkuren, der Gebrauch der Heilquellen, der Luftbäder und Sonnenbäder und Sandbäder, die Verordnung von Reisen ins Gebirge oder über die See, der Naturgenuß, die Musik und andere Kunstgenüsse zu Heilzwecken.

Wenn einzelne Lehrer und Schüler ausnahmsweise die Hygiene am Krankenbett und die Macht der sechs natürlichen Dinge als Heilmittel vergaßen oder mißachteten, so ist das nicht Schuld der Schule, und es ist jedenfalls kein feiner Kniff ihrer Gegner, als Regel und Gebrauch der Schule hinzustellen, was diese selbst als Kunstfehler und Mißbrauch verwirft.

Zu einer ausschließlichen und einseitigen Anwendung der sogenannten „Naturheilmittel“ oder, wie die Naturheiler sie auch wohl mit einem anderen Ausdruck bezeichnen, der „physikalisch-diätetischen Heilfaktoren“ hat sich die Schule nie verstanden und wird sie sich nie verstehen.

Erstens aus dem einfachen Grunde nicht, weil die Unterscheidung zwischen naturgemäßen und naturwidrigen Heilmitteln im Sinne der Naturärzte ganz willkürlich ist. Was schon daraus hervorgeht, daß diese selbst über die Grenze, wo das Natürliche aufhört und das Unnatürliche anfängt, keineswegs einig sind.

So gilt den Meisten von ihnen das Massieren noch als ein natürliches Mittel, während Andere mit ihrem Vorbild, dem Pfarrer Kneipp, es als eine Erfindung der Allopathie grundsätzlich verwerfen. So rechnen viele Naturärzte verschiedene frische Kräutersäfte noch zu den natürlichen Dingen und gebrauchen sie als Unterstützungsmittel der anderen Heilkräfte, und andere gehen noch weiter und verabreichen unter dem Namen Nährsalze und Kräuterextrakte oder in getrockneten Kräutern und in Kräuterölen sogenannte „Naturmittel“, die in Wirklichkeit zu den stärksten Apothekermitteln gehören; denken Sie nur an einige Drogen der Kneippärzte, an den Wühlhuber mit Aloe und

Wacholder und an das Malefizöl, das von dem der Schule für höchst gefährlich geltenden Crotonöl enthält.

Der einzige Umstand, der diese angeblichen Naturheilmittel von den Arzneimitteln der Schule unterscheidet, ist dieser, daß sie nicht die Prüfung und Zubereitung des staatlichen Apothekers erfahren haben, sondern vom Volke selbst gesammelt oder vom Naturheiler und von wilden Apotheken vertrieben werden.

Noch einen zweiten Grund hat die Schule, die von den Naturärzten geforderte Einschränkung der Hilfsmittel zu verwerfen. In dem von den Gegnern zugegebenen Heilmittelschatz fehlen die spezifischen Mittel, solche Mittel nämlich, die bestimmte Krankheitserreger unmittelbar angreifen und unschädlich machen, wie das Chinin die Erreger des Wechselfiebers oder das Quecksilber den Erreger der Syphilis. Die Schule schätzt diese Mittel, weil sie sieht, daß der Volksinstinkt, der ihre Wirkung gefunden und gepriesen hat, nicht irre gegangen ist, und sie findet keinen Grund, ihre Anwendung durch den Eingeweihten zu verwerfen, weil sie von Einigen oder von Vielen mißbraucht werden und in der Hand des Unwissenden großen, ja unheilbaren Schaden stiften können.

Dem, der jene Mittel trotzdem überflüssig fände, würde sie einfach diesen Vorschlag machen: Zeige mir, wie man Krätzkranke oder Bandwurmkranke mit „physikalisch-diätetischen Heilfaktoren" heilt und sogar sicherer, schneller und ungefährlicher heilt als mit den Mitteln der Schule, dann können wir über die arzneilose Behandlung der Wechselfieberkranken und der Syphilitischen weiter reden. Nur komme mir nicht mit der tendenziösen Fabel von der zurückgetriebenen Krätze; nur wirf mir nicht die Schuld des Schadens, den Afterärzte mit ihren Bandwurmabtreibungen anrichten, auf die Schule; nur verschone mich mit der Anklage, die Ärzte wendeten Quecksilber und Chinin ohne Not auch bei solchen Kranken an, wo die natürliche Heilung ihr Werk schon allein verrichte.

Es fehlen im Heilschatz der Naturärzte ferner eine Reihe von schmerzstillenden Mitteln, die entbehrlich oder verwerflich nur dem scheinen können, der nicht weiß, was unerträgliche und tödliche Schmerzen bedeuten, und nie erfahren hat, wie unentbehrlich wirksame Mittel dawider werden können. – Damit soll nicht geleugnet werden, daß gerade in der Praxis der Schmerzlinderung heutzutage ein verderblicher Mißbrauch eingerissen ist und die Schule fast mehr Gelegenheit hat, vor den dabei dienlichen Mitteln zu warnen als sie zu empfehlen. Wir werden darauf zurückkommen. Aber der Mißbrauch ist kein Grund, den wohlüberlegten und maßvollen Gebrauch zu verwerfen. Jedenfalls wird kein wahrer Arzt den Versuch machen, auf einem Schlachtfeld oder bei einem Eisenbahnunglück die Qualen eines wimmernden und heulenden Haufens von Menschentrümmern mit Luft, Licht und nassen Wickeln lindern zu wollen, wenn ihm Chloroform und Morphium zu Gebote sind. Er überläßt das denen, die es verstehen und verantworten können.

Der wahre Arzt fühlt sich verpflichtet, jedes Mittel anzuwenden, das seine Aufgabe, dem Kranken zu helfen und zu nützen, wahrhaft fördert. Wenn er sich dabei auch in der Not, wo das Wirksamere unerreichbar ist, mit dem weniger Wirksamen behilft, wie Paganini auf Einer Saite spielte, als ihm die drei übrigen Saiten der Geige nicht zu Gebote standen, so würde er es doch für Unrecht halten, solche Virtuosität da zu üben, wo die Gunst der Umstände sie überflüssig macht.

Immerhin wäre der Naturarzt, der sich absichtlich auf seinen engen Kreis von Hilfsmitteln einschränkt, gerechtfertigt, wenn er, wo diese versagen, seinen Patienten einem anderen Arzt, der weitere Mittel beherrscht, zur Behandlung übergäbe, wie es die von der Schule Erzogenen für ihre Pflicht halten, die den Zahntechniker, den Operateur, den Anstaltsarzt bitten, die Behandlung zu übernehmen, sobald sie merken, daß sie selbst über die erforderlichen Übungen und Mittel nicht verfügen. Daß aber ein Naturheilkundiger zu einem Patienten gesagt hätte: ich kann dir nicht helfen, weil meine Mittel nicht ausreichen, ist unbekannt. Er weiß alles, er kann alles, er ist unfehlbar. Die Ärzte der Schule aber sind nicht unfehlbar; das wollen sie nicht sein.

Noch einen dritten Grund hat die Schule, auf die von den Naturärzten gewünschte Verwerfung der sogenannten unnatürlichen Mittel nicht einzugehen. Sie kann mit dem besten Willen nicht einsehen, warum die „physikalisch-diätetischen Heilfaktoren" natürlicher sein sollen als die Arzneien aus den drei großen Reichen der Natur, aus dem Steinreich, dem Pflanzenreich, dem Tierreich.

Sie antwortet ihren Gegnern folgendes: Manche Arzneien, die wir dem kranken Körper einverleiben, sind nichts anderes als die Stoffe, die der gesunde Organismus selbst zu bilden pflegt und die die Kunst ihm im Notfalle so lange ersetzt, als er ihre Bildung nicht fertig bringt: die Salzsäure als Bestandteil des Magensaftes, der Blutfarbstoff, die Schilddrüsensubstanz gehören hierher. – Andere Arzneien, die wir verabreichen, sind in gewöhnlichen Nahrungsmitteln enthalten; so das Eisen im Spinat, das Jod in verschiedenen Seefischen, die Gerbsäure in den Heidelbeeren und Weinbeeren; von der Gerbsäure im Eichelkaffee und Tee und Rotwein gar nicht zu reden. – Ferner, so sonderbar es im ersten Augenblick klingen mag, es ist nichtsdestoweniger wahr: die Spaltung eines Eiterherdes durch das Messer ist zweifellos so natürlich wie die Reifung desselben durch „Toppenkäse" oder andere erweichende Mittel; denn auch bei der Selbstheilung des Organismus kommt nach der Erweichung des Herdes der Durchbruch durch die gesunde Decke. Der Grund aber, mit erweichenden und eröffnenden Mitteln nachzuhelfen, liegt einfach darin, daß der Körper ohne diese Kunsthilfe Beschwerden leidet, Kraft veräußert und Zeit verbraucht, die zu anderen Dingen gut gewesen wären. – Ferner, es wäre nur eine scheinbare Übertreibung, wollte ein Arzt der Schule behaupten: Ein kalter Wasserumschlag ist unnatürlicher als die Absetzung eines Gliedes. Denn für jenen gibt es bei der Selbsthilfe des Organismus durchaus kein Vorbild, während in den Fällen, in denen der sogenannte Naturarzt die wohlangezeigte Amputation eines verbrannten Armes unterließe, der Organismus sie zu seiner Rettung unter langen Qualen und Kräfteverlusten selber ausführen würde.

Noch ein vierter Grund ist gegen die Lobpreisung des Naturheilverfahrens anzuführen: Die Schule kann nicht zugeben, daß die sogenannten Naturheilmittel ungefährlicher seien als die anderen Mittel; sie sind vielmehr gerade so zweischneidig wie jedes Mittel überhaupt. Gewiß kann leichtsinnig gereichtes Morphium zum schädlichen, ja zum tödlichen Gift werden; aber das zur richtigen Zeit und in richtiger Menge gegebene Morphium wird oft zum Lebensretter. Ebenso kann der in den Händen des Vorsichtigen heilsame oder gleichgültige Wasserumschlag auch einmal den Lebensfunken auslöschen, wenn er unzweckmäßig angelegt wird, etwa in der kritischen Stunde einer schweren Lungenentzündung; gar nicht zu reden von den Gefahren der Sonnenbäder, der Wassergüsse, der Röntgenstrahlen bei ungeschickter Anwendung.

Willkürliche Wasseranwendungen, einseitige Speiseordnungen, unvorsichtiges Hypnotisieren, wildes Massieren und so weiter haben denn auch erfahrungsgemäß keinen geringeren, oft vielleicht größeren Schaden gestiftet als Arzneien und Messer in der Hand des Ungeschickten, und es ist schlechterdings nicht einzusehen, wie die Führung des Namens „Naturarzt" besser davor schützen soll, mit einem zweischneidigen Mittel Schaden zu stiften, als die gründliche wissenschaftliche Erkenntnis, wie sie die Schule vermittelt.

Die Schule sieht also keinen Grund, den Kreis ihrer Hilfsmittel irrigen Voraussetzungen zuliebe einzuengen; vielmehr wird sie jede wahre Erweiterung ihres Heilschatzes stets willkommen heißen. Dabei ist sie freilich weit davon entfernt, die Vieltuerei zu loben, die sich im Namen einer rastlos fortschreitenden Heilkunst heute wie gestern und ehegestern spreizt und, anstatt dem Kranken zu dienen, allerlei Industrien dient. Der hippokratische Arzt kommt, wie wir im vorigen Vortrag deutlich genug ausgeführt haben, mit seiner Kunst den Heilbestrebungen der Natur nur da zu Hilfe, wo er ganz bestimmte Hilfsanzeigen findet, und er zieht nur dann seine Kunstmittel hinzu, wenn er von ihnen die Befriedigung eines deutlichen Heilbedürfnisses erwarten oder wenigstens erhoffen darf. Es liegt ihm ferne, Abänderungen und Einschränkungen in der Lebensweise anzuraten oder gar Arzneien zu verschreiben, Bäder zu verordnen, chirurgische Operationen auszuführen, ohne daß die natürlichen Wehrbewegungen des Organismus ihm einen bestimmten Wink geben und ohne daß er mit seinen Eingriffen einen bestimmten Nutzen für seinen Schutzbefohlenen bezweckt, da er wohl weiß, daß ein willkürlicher, grundloser, unzeitiger Eingriff in den Organismus mindestens bedenklich ist, unter Umständen gefährlich sein kann und immer um so gefährlicher je regelrechter die Krankheit verläuft und je heftiger sie sich äußert.

Dieselbe Beschränkung wie in ausgebildeten und regelrecht verlaufenden Krankheiten legt der Arzt seinem Handeln auf bei allerlei Störungen, die nicht sowohl Ausdruck der bereits fertigen als Vorboten der werdenden Krankheit sind. Auch hier ist die Ordnung der sechs natürlichen Dinge seine erste und fast immer seine einzige Sorge.

Er weiß, daß der Organismus, der von einer Schädlichkeit berührt oder leicht angegriffen ist, einen Teil seiner Wehrkräfte anstrengt, um die Störungen, die durch den Angriff auf seinen Zusammenhang und auf sein Gleichgewicht hervorgebracht worden sind, abzuwehren und auszugleichen, und daß er zu dieser Abwehr eine gewisse Zeit braucht, worin ihm meistens der Sieg gelingt, wenn seine Wehrbewegungen nicht gestört werden.

Der Ergriffene fühlt sich während dieser Zeit unpäßlich, gequält, oft elender als bei wirklicher Krankheit und bittet den Arzt um Linderungsmittel. Er weiß nicht, daß die Arzneien, die ihm hier Afterärzte, Zeitungsanzeigen oder gute Freunde empfehlen und die ihm scheinbar wohltun, fast ausnahmslos die Heilbestrebungen des Organismus schwächen und seine natürlichen Wächter lähmen. Aber der Arzt weiß das und verweigert deshalb die verlangten Kunstmittel oder reicht höchstens eine gleichgültige Arznei, um das Gemüt des Patienten zu beruhigen. Im übrigen läßt er den Anstrengungen des Organismus, der seiner Verstimmung Herr werden will, freien Lauf und befolgt zu diesem Zweck eine alte Regel, die ich Ihnen mit den Worten eines scharfen Selbstbeobachters wiedergebe, da Niemand sie besser als dieser ausgesprochen hat:

Mein Geheimnis, so verriet Napoleon seinem Leibarzt Antommarchi, mein Geheimnis, bei den Vorzeichen eines Krankheitsanfalles rasch zu genesen, bestand niemals darin, daß ich Arzneien schluckte, sondern darin, daß ich entweder ein oder zwei Tage Enthaltsamkeit pflegte oder meine vorher geübte Lebensweise durch das übertriebene Gegenteil unterbrach, indem ich zum Beispiel einen großen Ritt machte oder einen ganzen Tag ohne Unterbrechung jagte, wenn ich vorher lange Zeit ein sitzendes Leben geführt hatte, oder umgekehrt vierundzwanzig Stunden und länger Ruhe hielt, wenn ich vorher meinen Körper übermäßig angestrengt hatte; und diese Gepflogenheit hat mich nie im Stiche gelassen.

Auch der Kerkermeister Napoleons auf Sankt Helena, Sir Hudson Lowe, kannte das Geheimnis. Er machte mit allen Mitteln einer erfinderischen Grausamkeit es seinem Gefangenen unmöglich, jene gesundheiterhaltende Lebensregel zu befolgen, und befreite dadurch Europa und das englische Ministerium aus der Verlegenheit, einen Henkersknecht oder einen Meuchelmörder zu dingen.

Weit wichtiger noch als bei der kräftigen und ausdauernden Leibesbeschaffenheit eines Napoleon ist die Beschränkung auf eine Ordnung der sechs natürlichen Dinge in Krankheitsanwandlungen bei solchen Menschen, deren weniger glückliche Anlage von fast alltäglichen Störungen und Beschwerden heimgesucht wird.

Die Leidenden, an die ich denke, sind solche, die nicht eigentlich krank sind, aber sozusagen in jedem Augenblick an der Schwelle einer Krankheit stehen. Es sind verminderte Menschen, die nicht gesund und nicht krank werden können. Ihre schwache und zarte und dauernd im Gleichgewicht gestörte Körperanlage macht sie schallos wider die leichtesten Unbilden des Lebens. Kleine Witterungsänderungen, kleine Anstrengungen, kleine Fehler im Essen und Trinken, kleine Aufregungen, kleine Vergnügungen erschöpfen ihre Kräfte und verursachen ihnen Beschwerden, deren Hartnäckigkeit und allzu häufige Wiederkehr ihnen die

Lebensfreude nehmen, um so mehr als sie sich von ihrer stärkeren Umgebung rücksichtslos behandelt oder widerwillig ertragen fühlen. Es sind das die Menschen, die man, um sie von den Kranken im engeren Sinne zu unterscheiden, mit einem schlecht bezeichnenden Sammelnamen „nervös" nennt.

Diese Nervösen klagen über allerlei Unbehaglichkeiten, Verstimmungen, Ermüdungsgefühle, Reizbarkeiten und Erregungszustände der Sinne, Schmerzen, Störungen des Schlafes, der Verdauung, der Herztätigkeit, der Geschlechtsempfindungen. Viele von ihnen verbinden mit ihren Beschwerden die Vorstellung oder Einbildung eines unheilbaren oder tödlichen Leidens und verlangen um so dringender und häufiger nach Abhilfe, je weniger eine wirkliche Gefahr droht. Diese Gepeinigten heischen augenblickliche Linderung und bedürfen derselben. Sie schreien nach schmerzstillenden Mitteln, Betäubungsmitteln, Schlafmitteln, Stärkungsmitteln.

Der hippokratische Arzt wird sie ihnen nicht verweigern, aber nur so selten und in solcher Form geben, daß er damit keine neuen Übel schafft und oft nur in der Absicht sie geben, damit die Selbstheilung Zeit gewinne, die Ursache der Beschwerden auszugleichen oder auf ein erträgliches Maß herabzusetzen. Er weiß, daß vielen jener Leidenden ihre Beschwerden ausgeredet werden können, daß viele sie verlieren oder leichter tragen, wenn der Arzt ihnen versichern darf, die Zeit werde Hilfe bringen, während hingegen jede eingehende Berücksichtigung der jedesmaligen Klage dieselbe vertieft, ja neue Leiden hervorruft und das Bedürfnis nach lindernden Mitteln ins Maßlose, ins Endlose steigert. Im Wesentlichen muß er sich daher mit der Ablenkung der Aufmerksamkeit und mit der Einführung einer naturgemäßen Lebensweise, mit einer der besonderen Natur des Leidenden entsprechenden Ordnung der sechs natürlichen Dinge begnügen.

Meine Damen und Herren! Es gibt Zeiten, in denen die reizbare Schwäche, die sogenannte Nervosität, sich bei Vielen zeigt, ja fast allgemein wird. Es sind das Zeiten allgemeiner Lebensnot und gänzlicher Verkünstelung der Lebensbedingungen, Zeiten maßloser Steigerung des Kampfes ums Dasein und ungezügelter Möglichkeit des Lebensgenusses, Zeiten dauernder Überreizung der Tätigkeit beim Mangel jedes höheren Lebenszweckes. Da gibt es bald nur Wenige, die nicht leiden; Wenige, die nicht klagen; Wenige, die noch die Scham haben, ihre Beschwerden schweigend zu ertragen; Wenige, die den Mut haben, Schmerz und Unbehagen dadurch zu verringern, daß sie nicht krank sein wollen.

Da steckt der Eine die Einbildung des Anderen an und steigert damit zugleich sein eigenes Übel. Jeder will der Bedauernswürdigste sein. Arzt und Angehörige kommen ihm mitleidlos vor. Aber ohne Arzt und Arznei und Pflege zu leben, erscheint unmöglich. Verweigert der Arzt die

Arznei, so geht man zum Apotheker oder zum Drogisten oder zu mitfühlenden Leidensgenossen und erhält sie dreifach. Die Hausapotheke ist mit bedenklichen Mitteln gefüllt, die Jedem, der ein wenig Kopfweh oder Magendruck oder gestörten Schlaf hat, sofort das Wohlbefinden herstellen. Endlich versagen diese sogenannten Heilmittel oder entwickeln ihre tückischen Nachwirkungen. Jetzt will man gründliche Kuren. Je eingreifender die ärztliche Vorschrift, je größer das verlangte Opfer, desto zufriedener ist der Patient. Da entsagen Männer in wichtigem Beruf und verantwortlicher Stellung leicht jeder Tätigkeit, um sich monatelang, ja jahrelang in Heilanstalten zurückzuziehen, damit sie wenigstens einmal im Leben ihr Recht als Kranke in Ruhe genießen können. Da wollen Frauen lieber zum dritten und vierten Male sich lebensgefährlichen und verstümmelnden Operationen unterwerfen, als ein unerträgliches Leben weiter leben. Die verminderte Selbstzucht der Erwachsenen läßt ein haltloses junges Geschlecht heranreifen, das sich leicht von Pflicht und Leben trennt, weil es keine Ehrfurcht, keine Entsagung, keinen Opfermut mehr begreift.

Sehr geehrte Zuhörer! Ob wir heute in den Anfängen einer solchen Zeit leben, mögen Sie selbst beurteilen.

Es wird Ihnen aber lieber sein, wir reden von entlegeneren Zeiten.

Ein nervöses Zeitalter war das Zeitalter Ludwigs des Fünfzehnten in Frankreich. Die Leute nannten die damals allgemein herrschende Verstimmung Vapeurs, Blähungen, weil sie die Ursache in stockenden und auftreibenden Gasen suchten. Die damaligen Ärzte hatten an dieser Bezeichnung nichts auszusetzen, da sie einer pseudohippokratischen Erklärung verwandter Störungen, wenn auch nicht dem Sinne so doch wenigstens dem Worte nach, entsprach. Das Übel äußerte sich in hundertfältigen Beschwerden und Anwandlungen, in Unbehagen, Empfindsamkeit und Empfindlichkeit, launenhafter Gemütsstimmung, Traurigkeit, Tränenergüssen, Herzklopfen, Kopfschmerzen, Unlust zum Essen, Schlingbeschwerden, Ohnmachten, Krämpfen bis zu fallsuchtartigen Zufällen. Dabei ein qualvoller Lebensüberdruß, der besonders aus den niederen Ständen Viele in freiwilligen Tod trieb.

Vor allem litt die städtische Bevölkerung Frankreichs und am meisten Paris. Die Willkür und Gewalt der herrschenden Klassen, ein aufs Äußerste getriebener Zunftzwang, die völlige Zerrüttung der Rechtspflege, Raubkriege und religiöse Verfolgungen hatten Jahrzehnte hindurch die bürgerliche Ruhe und das Gefühl der Sicherheit untergraben. Maßloser Sinnengenuß hatte die oberen Schichten, drückende Armut und Knechtschaft die unteren geschwächt. Die Armen wußten nicht mehr, was sie vom nächsten Tag erwarten durften, versanken in Faulheit und Schmutz, betäubten sich mit Branntwein und verkauften den Leib ihrer Töchter. Die Reichen wußten nicht, woran sie sich vergnügen und zerstreuen sollten. Eine tödliche Langeweile beherrschte ihre Gemüter. Die Frauen der höheren Stände klagten unaufhörlich über Lebensüberdruß. Vergeblich wurden die Nächte mit rauschenden Vergnügungen, Gastmählern, Maskeraden, Theater, Konzerten angefüllt; vergeblich die schlaflosen Morgenstunden durch Romanlesen, die langen Vormittage durch eine endlose Toilette mit Stadtklatsch getäuscht; vergeblich brachte der Nachmittag Schäferspiele, Salongeschwätz, Liebschaften, Briefwechsel, Memoirenschreiben, Lustfahrten aufs Land. Die trostlose Langeweile blieb, die Öde des Herzens konnte nicht ausgefüllt werden.

Nun suchten die Damen ihren Lebenszweck in der Befriedigung des Geistes und Witzes und ergaben sich der Wissenschaft. Sie lasen die Berichte der Akademie, gründeten Lyzeen, besuchten die Sitzungen des Collège royale, beschäftigten sich unter der Leitung der Enzyklopädisten mit Chemie, Physik, Astronomie, Schiffskunde, Anatomie, Medizin. Prinzessinnen und Gräfinnen ließen sich in der Verbandlehre unterrichten, übten sich im Zahnausziehen und Aderlassen. Die achtzehnjährige Komtesse de Coigny konnte nicht mehr ohne einen Koffer reisen, worin eine Leiche zum Sezieren bereit lag.

Auch alle diese Bestrebungen füllten zur Not die Zeit aus, aber nicht den unbefriedigten Geist und das leere Gemüt. Mehr und mehr gesellten sich zu den Qualen und

Äußerungen der Langeweile körperliche Störungen, hervorgerufen durch die zunehmende Unnatur der Lebensweise. Perücken und schwere Kleider auf Reifröcken erhitzten den Körper; die Schnürbrust, von Jugend auf getragen, beengte die Tätigkeit der lebenswichtigen Eingeweide. Weiße und rote Schminken vergifteten langsam aber sicher das Nervensystem und die Verdauungsorgane. Als der geschwächte Magen nicht mehr die gewöhnliche Kost vertrug, fing man an, von Kraftbrühen und Fleischsäften und Gewürzkuchen zu leben. Schokolade und Tee verdrängten beim Frühstück die Mehlsuppen und die Milch, und, da die Damen nicht in die Kaffeehäuser gehen konnten und es für unanständig galt, daß sie Wein oder Branntwein tranken, so stärkten sie sich heimlich mit Kaffeekonfitüren und Liqueurs de Loraine und Aquavits und allerlei Klosterschnäpsen.

Viele Männer und Frauen hatten in dem galanten Liebesverkehr Wunden erhalten, die sie verbergen mußten und deshalb lieber in Badeorten kurierten als zu Hause und wofür sie bei auswärtigen Ärzten in Lyon, Montpellier, Genf Heilung suchten. Auch damit wuchs die Unstetigkeit in der Lebensweise und die nervöse Unruhe.

Zu allen diesen Übeln kamen eingreifende ärztliche Maßnahmen, die unter dem Namen von Heilmitteln neue Schäden und Störungen stifteten. Da wetteiferten Chirurgen durch unzählige Aderlässe und Klistiere mit Medizinern, die täglich neue Arzneien in Gebrauch brachten.

Gestern war der Äther, heute der Moschus, morgen die Asa fötida, der Melissengeist, die Hoffmannstropfen das neueste Allheilmittel; kurz darauf wurden sie alle von noch neueren Wundermitteln verdrängt. Heute setzte dieser Chirurg, morgen jener die meisten und künstlichsten Klistiere und erwarb sich damit den Ruhm des Modearztes. Mode sogar in der Medizin! ruft Voltaire aus.

Die Mehrzahl der Ärzte hatte die hippokratische Überlieferung vergessen. Sie fragten gar nicht mehr im einzelnen Falle, ob ihre Kunsthilfe nötig, ob sie ersprießlich sei. Sie griffen immer und sofort und stets mit den gewaltsamsten Mitteln ein. Wer von Ihnen die Lustspiele des Molière kennt, sieht ihr Tun und Treiben in einem Spiegel, der keineswegs übertreibt.

Hier ein paar Belege aus der Zeit vor und während der Vapeurs.

Ludwig der Dreizehnte, ein Mann von gesunder Rasse und Geburtsanlage, konnte nicht leben, ohne täglich von seinem Arzt besucht und behandelt zu werden; in einem einzigen Jahre mußte er zweihundertundfünfzehn Heiltränke, zweihundertundzwölf Klistiere und siebenundvierzig Aderlässe gebrauchen. – Sein Sohn, Ludwig der Vierzehnte, bedurfte als Wächter für seine Gesundheit eines Kollegiums von achtundvierzig Ärzten; die ersten Leibärzte mußten jeden Morgen beim Lever des Sonnenkönigs zugegen sein. Nach den täglichen Eintragungen der Ärzte hat er mehr als zweitausend Abführmittel eingenommen. — Zu seiner Zeit ließ Guy Patin, der gesuchteste Arzt in Paris und von europäischem Rufe, einem siebenjährigen Kinde dreizehnmal in einem Monat zur Ader. Derselbe Arzt machte seiner eigenen Gattin während einer Lungenentzündung zwölf, seinem Sohne in einem Nervenfieber zwanzig Aderlässe. — Unter Ludwig dem Fünfzehnten mußte Madame de Clugny, die an der Blähsucht litt, auf Anordnung des Doktor Pierre Pomme aus Arles innerhalb vier Monaten zwölfhundert Stunden im warmen Bade sitzen. Dieser Doktor Pomme wurde bald Modearzt in Paris und sogar als Leibarzt am Hofe des Königs angestellt, weil die Damen von Paris seine sogenannten natürlichen Heilmittel, die tagelangen Bäder, Fleischwasser und Buttermilch, über Alles lobten. Auch einzelne Chirurgen, die mit Mutterkugeln und mit Anbohrungen des Schädels die Vapeurs auszutreiben versuchten, fanden Anhängerinnen.

Die Zeiten, worin die Ärzte ihre wahre Kunst verleugnen, geben den Scharlatanen freies Spiel. Die Zeit der Vapeurs war diesen doppelt günstig. Da konnte Pittara sein Nabelpflaster gegen alle Leiden und Gebrechen vertreiben; da erwarb sich der Feldwebel Printemps mit den Heuaufgüssen, die er den krampfsüchtigen Damen verordnete, das Vermögen eines Generalsteuerpächters; da wurde der Schwärmer Mesmer vergöttert, weil er mit seinen magnetischen Zauberstäben die Pariser Damen hypnotifizierte und ihnen damit, daß er ihre verhaltenen Vapeurs in die offenen Krisen der großen Hysterie umwandelte, vorübergehende Erleichterung gab oder wenigstens ihre Krankheit interessant machte.

Inzwischen war in Genf ein ernster Mann aufgetreten, der Doktor Tronchin, der auf der Universität Leiden als ein Schüler des ehrwürdigen Boerhave gelernt hatte, was hippokratische Lebenskunst und Heilkunst bedeutet, und in der Praxis bald begriff, was für ein Übel die Vapeurs seien und wie man ihnen beikommen müsse. Er entriß die Frauen, die ihn um Rat fragten, ihrem trägen Leben und müßigen Treiben, verbot ihnen die Schnürbrust und die Stöckelschuhe, ließ ihnen Kleider machen, worin sie sich bewegen konnten, ließ sie täglich viele Stunden laufen, den Boden scheuern, im Garten graben und jäten. Durch solche Körperübungen gab er ihnen eine gesunde Ermüdung und damit den verlorenen Schlaf zurück. Mit der ländlichen Kost, die er verschrieb, brachte er ihre gestörten Eingeweide wieder in Ordnung, beseitigte ihre Herzbeklemmungen, Krämpfe und Ohnmachten und vor allem die entsetzliche Langeweile. Die Vapeurs hörten auf.

Auch diesen Mann förderten die dankbaren Frauen. Sie riefen ihn nach Paris, wo er als Leibarzt des Herzogs von Orléans Gelegenheit hatte, der Wiedergeburt der Heilkunst zu dienen und den Begriff der natürlichen Lebensweise zu wecken.

Seinem Beispiel und dem Bedürfnis der Zeit folgten bald viele andere Ärzte. Sie erreichten ebenfalls mit den Ratschlägen zur Einfachheit und Natürlichkeit der Lebensweise Viel aber nicht Alles, und da sie sich bald überzeugen mußten, daß das gegenwärtige Geschlecht nicht ganz zu heilen sei, so wandten sie ihre Sorge dem kommenden zu und verlangten die Durchführung einer naturgemäßen Leibespflege vom ersten Lebenstage ab. Sie eiferten wider das Wickeln der Kinder, wider die Wiege, wider die künstliche Ernährung, wider die weichliche Erziehung und seßhafte Lebensweise, wider die treibhausmäßige Geisteszüchtung bei der Jugend. Das Büchlein des Professor Desessarts „über die körperliche Erziehung der kleinen Kinder" vom Jahre 1760 enthält die wichtigsten Grundsätze einer naturgemäßen Kinderpflege.

Alle diese Anregungen der Ärzte würden vielleicht fruchtlos geblieben und jedenfalls ihr Werk bald wieder verdorben und gefälscht worden sein, wenn nicht mit ihnen und über ihnen ein Mann aufgestanden wäre, der mit einer nie vernommenen Beredsamkeit dem allgemeinen Schrei „Zurück zur Natur!" den wahrhaft ergreifenden Ausdruck und die tiefste Auslegung gegeben hat, Jean Jacques Rousseau.

In seinem „Emil", der im Jahre 1761 erschien, sprach er aus, was Viele dunkel empfanden, und gab, was sie unbewußt ersehnten. Nach Rousseaus glühendem Unterricht gab es keinen Zweifel mehr, worin das Heilmittel für das kranke Jahrhundert zu suchen sei. Ihm glaubten die Männer, daß der Mensch nur dann wahrhaft sich selbst und dem Vaterland und der Menschheit dient, wenn er den Mut hat, die verrückten Anforderungen einer verbildeten Gesellschaft abzuweisen und sich wieder den Gesetzen der Natur zu unterwerfen. Ihm glaubten die Frauen, daß die Mutterschaft und das Säugen des Kindes eine Ehre und süße Pflicht, die Pflege und Erziehung des Kindes der wahre Beruf des Weibes und alles Andere eitel und langweilig ist. Die größten Geister Europas beugten sich vor seiner Entscheidung. Der junge Goethe trat in die Spuren des verehrungswürdigen Mannes und hat sie zeitlebens nicht verlassen. Es ist wahr, gestand Buffon, der auch die schlimme Verkünstelung der Lebensweise scharf erkannt und Vorschläge zur naturgemäßen Lebensart gemacht hatte, es ist wahr, gesagt haben wir das Alles, aber Rousseau allein befiehlt es und erzwingt sich Gehorsam.

Was bewog den Genfer Philosophen, sich mit den Grundlagen der Lebenskunst zu befassen?

Von Jugend auf schwächlich und von zahlreichen Leiden geängstigt und gequält, hatte Rousseau im Laufe der Jahre manche Ärzte, darunter auch den trefflichen Tronchin, um Rat gefragt, ohne eine Linderung seiner Beschwerden zu gewinnen. Die Ärzte hatten ihm Heilung versprochen und allerlei Mittel gegeben, die ihm widerwärtig waren und sich als nutzlos erwiesen. Endlich wurde ihm klar, es sei besser in den Händen der Natur zu sterben, als in den Händen der Ärzte zu siechen.

Als er sich aber nun mit Geduld in seine Leiden ergab und zum Landleben mit einfacher Kost, mit reichlicher Bewegung, ernsthafter Tätigkeit und lieblichen Gemütsfreuden zurückkehrte, da machte er die Erfahrung, daß seine Übel zwar nicht heilbar aber erträglich wurden und daß das Leben auch trotz ihnen lebenswert blieb. Zuerst verallgemeinerte er seine Erfahrungen, verallgemeinerte die Unfähigkeit der Ärzte und schrieb harte Worte wider ihre vergebliche Kunst. Später wurde sein Urteil gerechter, da auch für ihn die Tage der Not kamen, von denen die Schrift spricht: Ehre den Arzt und laß ihn nicht von deiner Seite; es wird die Zeit kommen, wo du in seine Hände gerätst! – Er verkehrte viel mit Ärzten und schätzte, da ihr Können bei seinen Leiden eine Grenze hatte, wenigstens ihr Wissen.

Diese Lehre aber blieb ihm unverloren: daß der Mensch von großen Leiden sich befreien kann, wenn er von den Schädlichkeiten einer verirrten Kultur zur einfachen Lebensart zurückkehrt und seine Hoffnung mehr auf die gesundheitfördernde Ordnung der natürlichen Dinge setzt als auf den Übermut solcher Leute, die mit Wasserfluten oder Arzneimassen oder Messergewalt das heilen wollen, was entweder gar nicht oder nur unter der Bedingung zu heilen ist, daß zu einer umsichtigen Kunsthilfe der Gehorsam gegen die einfachen Gesetze des Lebens hinzukommt.

Was das Bewundernswerteste an Rousseaus Empfehlungen bleibt, das ist ihr Maßhalten, ihr Fernbleiben von jeder Übertreibung. Sie beruhen auf der Einsicht, daß sich nicht Eines für Alle schickt, daß zwar Alle von einer gewissen Breite der Lebensbedingungen eingeschlossen werden, aber für Jeden eine besondere Mitte und eine Breite bleibt, die er nicht ungestraft überschreitet. Rousseau warnt vor den Schädlichkeiten, aber er zieht keine engeren Grenzen als die Natur selbst gezogen hat. Es liegt ihm ferne, Fleisch und Bohnen und Wollkeider zu verbieten, wie es die uneingeweihten Schüler des Pythagoras getan haben; aber er warnt davor, die Jugend zum Fleischgenuß zu erziehen und gar zu zwingen; er warnt, mit erhitzender Speise sie frühreif zu machen und mit warmen Kleidern sie zu verweichlichen.

Wie fremd den Zeitgenossen Rousseaus der Begriff einer einfachen mäßigen Lebensweise geworden war, geht besonders daraus hervor, daß der Spott der Enzyklopädisten Anklang fand, Rousseau wolle, daß der Mensch wieder in Wäldern lebe und sich von Eicheln nähre. Seine Widersacher, wie Voltaire, der täglich bis zu dreißig Tassen starken Kaffee trank und kein Reizmittel und Genußmittel der Überkultur verschmähte, konnten den Genfer Bürger nicht begreifen, dem Milch besser schien als Kaffee und Wein und der Frieden ländlicher Beschäftigung oder die einsame Mansarde wünschenswerter als die Aufregungen und der Lärm und der Haß der Weltstadt.

Während der nächsten vier oder fünf Jahrzehnte nach dem Erscheinen des „Emil" wuchsen in Frankreich und weiter in Europa Volksschriften über Gesundheitspflege zahlreich wie Gras hervor. Man hätte meinen sollen, nun könne die Menschheit vom Wege einer natürlichen Lebensweise nicht mehr abirren. Und dennoch, kaum ein Menschenalter nach Rousseaus Tode war seine Lehre wieder so weit vergessen, daß der grobe Ruf der Rückkehr zur Natur, den der Bauer Prießnitz in Gräfenberg ertönen ließ, wie eine neue Offenbarung klang und daß heutzutage kaum der Eine oder Andere weiß, daß, was die Naturheiler vorbringen, nur ein schlechter und verfälschter Nachdruck von dem ist, was Rousseau gelehrt hat.

Wer ist verantwortlich für diese neue Abirrung? Natürlich die Schule, der ihre Gegner vorwerfen, sie erziehe Feinde der Gesundheit und lehre die Menschen, krank zu sein, anstatt ihnen zu zeigen, wie sie gesund werden und bleiben können.

Dem Arzt verzeiht! Denn doch einmal
Lebt er mit seinen Kindern.
Die Krankheit ist ein Kapital,
Wer wollte das vermindern.

Doch die Sache ist zu ernst, selbst für einen Goetheschen Scherz. An dem Niedergang der Gesundheitspflege sind die Ärzte ebensowenig schuld wie an ihrem Aufblühen die Naturärzte. Der Grund dafür liegt tiefer. Wir wollen ihn in unserem letzten Vortrag besprechen.

4.
Naturgemäße Lebensweise

Sehr geehrte Versammlung!

Es gibt drangvolle Zeiten, in denen die Menschen weder Muße noch Mittel haben, um die sechs natürlichen Dinge so gut zu ordnen und den Krankheitsgefahren soweit auszuweichen, wie es die Sorge um die Gesundheit verlangt. Die Ärzte, die in solchen Zeiten mit der Warnung, gesundheitgemäß zu leben, und mit gutem Rat dazu hervortreten wollten, würden sich lächerlich machen.

In Hungersnöten will das Volk nicht darüber belehrt sein, wieviel Essen und Trinken zur Erhaltung des Lebens und der Gesundheit nötig sei. In Zeiten allgemeiner Unsicherheit will Keiner hören, wieviel Stunden Schlaf ratsam seien und ob es besser sei, vor oder nach dem Essen zu ruhen. Im Wüten völkerhinraffender Seuchen erscheinen ärztliche Belehrungen über die gesundheiterhaltende Wirkung froher Gemütsstimmung wie ein grausamer Spott, und wenn auch Alles flieht, so würde wenigstens die Flucht der Ärzte aus der Seuchengefahr die gerechte Verachtung nach sich ziehen. In Kriegszeiten fragt Niemand danach, ob die Füße tagelange Märsche vertragen, ob das Schlafen auf dem nassen Erdboden schade, ob die Haut gegen Kugeln abgehärtet sei. Der Deserteur, der die Kugeln fürchtet, wird erschossen.

Der weisheitsvolle Gesundheitsrat findet in Zeiten der Lebensnot und der Völkerstürme taube Ohren. Hier wird nur der Arzt, der augenblickliche Hilfe bringt, gehört und willkommen geheißen. Dauern die Zeiten der Verwirrung lange an, so haben die Menschen am Ende vergessen, daß besser als Krankheiten heilen Krankheiten verhüten ist, und der Arzt, der ein Wörtchen darüber wagen will, findet kein Verständnis mehr.

Erinnern Sie sich, meine geehrten Zuhörer, flüchtig der traurigen und stürmischen Zeiten, die unser Vaterland viele Menschenalter hindurch vor dem Frankfurter Frieden des Jahres Achtzehnhunderteinundsiebzig durchlebt hat, und Sie werden leicht begreifen, daß in deutschen Landen von einer verbreiteten und eingeübten Lebenskunst keine Rede mehr sein konnte. Die setzt, wie gesagt, friedliche, ja müßige Zeiten und eine gewisse Wohlhabenheit voraus.

Endlich sind bessere Zeitgänge gekommen und die Menschen haben wieder die Muße, ihre Beschwerden zu empfinden und zu beklagen, sich auf den Wert der Gesundheit und die Notwendigkeit einer geordneten Lebensführung zu besinnen. Sofort ergießt sich aus dem Munde überweiser Menschenfreunde ein Strom von Vorwürfen wider die Ärzte, als ob diese die Schuld trügen an dem Mangel der Gesundheit, der sich überall zeigt, und es stehen übereifrige Vormünder auf, die sich der mißhandelten Menschheit annehmen und mit dem Ruf: Gesundheitspflege! alle anderen Forderungen des Tages überschreien.

Sie lehren uns, wie wichtig das Gedeihen der Haut, das Behagen des Magens, die Erleichterung des Darmes, die Beweglichkeit der Gelenke, die unverkürzte Schlafzeit sei; wie bedenklich das Tragen der üblichen Kleider und Schuhe und Hüte, wie ungesund das Bett der Väterzeit, wie gefährlich jede Anstrengung in der Schule und im Waffendienst, wie aufreibend das Handwerk, das Amt, die Mutterpflichten, wie tödlich die leichteste Krankheit und Verletzung, wie bedenklich, gefährlich, tödlich das Leben selbst.

Sie befehlen Gesundheitskleider, Gesundheitsbetten, Gesundheitsspeisen, Erholungsstunden, Erholungswochen, Erholungsreisen, Flußbäder, Luftbäder, Lichtbäder, Sonnenbäder, Schwitzbäder, Turnübungen im Freien, Turnübungen im Zimmer, Turnen am Morgen, Turnen am Abend.

Alle Kraft, alle Zeit, alles Geld ist nur dazu da, um diese so notwendigen Gesundheits- und Lebensbedingungen zu erfüllen. Zahllose Dienstleute mit den Titeln Heilgehilfen, Turnlehrer, Masseure, Ärzte werden gedungen im Namen der Gesundheitspflege. Gesundheitspflege ist Selbstzweck, einziger Lebenszweck geworden. Für andere Zwecke und Pflichten ist das Verständnis erloschen und wenn einmal wieder ein Mensch an der Grenze seines Lebens oder durch einen Zufall oder eine unheilbare Krankheit stirbt, dann werden die Ärzte angegriffen, weil sie das Lebenselixier nicht gefunden haben, und der Staat wird beschuldigt, daß er über die Sicherheit des Bürgers zu wenig wache und nicht genug Gesundheitspolizisten anstelle.

Gesundheit über Alles!

Gewiß, meine Herren und Damen, Gesundheit über Alles! Das ruft Ihnen auch der Arzt zu. Er kennt nur den einen Zweck seiner Kunst, die Menschen gesund zu erhalten und gesund zu machen. Aber er stellt sich deshalb nicht in die Reihen der aufgeregten Propheten, die da schreien: Gesundheitspflege über Alles! und deren Losung ist: Niemals genug, niemals zuviel!

Er weiß zu wohl, daß der Gesundheit eine unausgesetzte Sorge und Not um den Leib ebenso nachteilig werden kann wie die Vernachlässigung der Leibesbedürfnisse; wogegen die bewußte Abwendung der Aufmerksamkeit vom lieben Ich schon einen großen Teil Gesundheit bedeutet.

Er vergißt nicht, daß jene übertriebene Betonung der Gesundheitspflege Forderungen stellt, die nur für einen Teil der Menschen erfüllbar sind, während sie bei der anderen Mehrzahl Bedürfnisse erregt, die nicht befriedigt werden können und, was wichtiger ist, nicht befriedigt werden sollen, weil es sich nicht um wirkliche sondern um Scheinbedürfnisse handelt, deren Befriedigung gesundheitswidrig wäre. Es widerspricht aber dem ärztlichen Beruf, Wünsche zu wecken, deren Vergeblichkeit die allgemeine Unzufriedenheit, die Quelle so vieler Übel, nur vermehren kann.

Denn daraus wollen wir uns kein Hehl machen: Schon die Verkündigung der sogenannten goldenen Gesundheitsregel Kants, wonach der Mensch acht Stunden arbeiten, acht Stunden sich erholen und acht Stunden schlafen soll, hat mehr Unzufriedene und damit mehr Ungesunde gemacht als alle Schädlichkeiten der sogenannten Überbürdung zusammengenommen. Die Regel ist gut für die Menschen von zarter Gesundheit mit angestrengter Kopfarbeit wie Kant; sie ist annehmbar für Leute, die die Höhe ihres Lebens überschritten haben; sie ist falsch für die Kinder, weil sie ihnen zu wenig Schlaf gönnt, und sie ist schlecht für den gesunden Erwachsenen, weil sie ihm zu viel Faulheit gestattet, und für diesen um so schlechter, je kräftiger seine Glieder sind und je weniger geistige Anstrengung er hat.

Wir gehen gewiß nicht so weit wie Voltaire, der sogar die Sonntagsruhe verwirft, weil sie das Volk zum Müßiggange zwinge und zum Trinken verführe und dadurch mehr Menschen krank mache und töte als alle Kriege Ludwigs des Vierzehnten und des großen Friedrich.

Aber was bei den alltäglichen acht Erholungsstunden im sogenannten gesundheitsgemäßen Arbeitstag herauskommt, davon hat der Arzt allzu gewisse Kunde, als daß er den Antrieb in sich fühlen könnte, der seuchenhaft um sich greifenden Gesundheitssorge von heute auch noch das Wort zu reden.

Überdenkt er dazu die traurigen Folgen, welche die so wohlgemeinten Gesetze für die Wohlfahrt und Erholung der Arbeiter und Gewerbetreibenden und Beamten in den wenigen Jahren ihres Bestehens auf die Volksgesundheit durch Zerrüttung der Grundlagen aller Hygiene, Arbeitsamkeit und Mäßigkeit, geübt haben, so fühlt er sich beinahe versucht, auszurufen: Je weniger Fürsorge für die Gesundheit, desto besser!

Aber wir wollen uns keiner Übertreibungen schuldig machen!

Was vor Ihnen auszusprechen war und worüber Ihr Nachdenken angeregt werden sollte, das ist dieses: Viele tun heute im Namen der Gesundheitspflege des Guten zu viel!

Es ist gerade genug, daß Bettlägerige und Sieche und Krüppel sich soweit der Leibespflege hingeben müssen, daß ihnen für andere Dinge keine Zeit und Kraft mehr bleibt. Daß aber Halbkranke und sogar Gesunde in der sogenannten Gesundheitspflege Zeit und Mittel erschöpfen, das kann gewiß nicht gut sein, am wenigsten da, wo es sich um ein Lotteriespiel in Gesundheitsfragen handelt.

Ich will mich deutlicher ausdrücken. Kennen Sie die Geschichte des Schweizers, die Balzac in dem Roman „Die Eselshaut" erzählt? Der Mann litt an der Schwindsucht. Er wollte gesund werden. Er hat sich in der Tat dadurch geheilt, daß er zehn Jahre lang nicht ein einziges Wort sprach, sich zwang, in der dicken Luft eines Kuhstalles nur sechsmal in der Minute zu atmen und von einer äußerst einfachen Kost lebte. Ich weiß nicht, wie lange er nach seiner Genesung noch gelebt hat. Ich weiß nur, daß heutzutage viele Lungensüchtige, die nicht für das Stalleben geboren sind, jenem Stallhüter, der Beruf und Genesung verbinden konnte, einseitig nachahmen und sich jahrelang einsperren lassen, um auf ein neues Leben mit einer ganzen Lunge zu warten, anstatt während der ihnen vergönnten Lebenszeit mit einer halben Lunge zu wirken.

Wenn ich diese unermüdlichen und in hundertfacher Enttäuschung so beharrlichen Gesundheitssucher sehe, dann kommt mir immer die Frage in den Sinn: Ob wohl unser Schiller, wenn er heute lebte, seiner Muse Urlaub geben und den Verkehr mit Goethe und Weimar abbrechen würde, um jahrelang in eine Heilanstalt zur Pflege seiner kranken Brust zu gehen?

Wenn er es täte, so würde er sich jedenfalls zuvor sagen: Ich stehe im Leben mit Pflichten gegen meinen Beruf und gegen Andere, und nur in der Erfüllung meiner Pflichten lebe ich lebenswürdig. Ich habe also meine

Vernunft zu fragen, ob ich darin mit aller Willenskraft ausharren soll oder ob ich eine Zeitlang die Pflege meines kranken Leibes vorziehen darf. Monatelang und jahrelang in eine Pflegeanstalt zu gehen, von der man zwar verspricht, aber nicht mit Sicherheit versprechen kann, daß sie Genesung gewähre, scheint mir nur erlaubt, wenn mein Lebenszweck nicht darunter leidet.

In Wirklichkeit kam Schiller nicht in die Lage, solche Betrachtungen zu machen. Zu seiner Zeit gab es noch keine Lungenheilstätten, und er mußte sein tägliches Brot erwerben. Aber die Malerin Marie Baschkirtseff hat so überlegt, als sie in der Blüte der Jugend und Schönheit von heimlich fortschreitender Schwindsucht ergriffen wurde. Ihre Verwandten führten sie von Arzt zu Arzt, von Heilort zu Heilort. Sie sollte sich schonen, sollte ausruhen, sollte genesen, sollte später ein Leben in Reichtum und Glück genießen. Sie zog der unsicheren Zukunft die gewisse Gegenwart vor, dem ängstlichen Haschen nach Leben und Lebensgenuß angestrengte Arbeit und ein Lorbeerblatt des Ruhmes.

Man braucht kein Schiller und keine Baschkirtseff zu sein, um bewundernswert zu erscheinen, wenn man in der Wahl zwischen Gesundheitssorge und Pflicht sich für diese entscheidet. Der geringste Taglöhner, der trotz der Warnung, eine Verschlimmerung seines Lungenleidens zu erfahren, seinen Beruf erfüllt, das niedrigste Weib, das trotzdem die Last und Sorgen der Mutterschaft auf sich nimmt, sie sind so ehrwürdig wie jeder Begabteste und Höchste, der lieber mit seinem Talente wuchert anstatt es zu vergraben.

Kann jenes Weib wissen, ob nicht ein Genius in ihrem Schoße keimt, und weiß ihr Kind, das die Schwäche der Mutter geerbt hat, wozu es bestimmt ist?

Alexander von Humboldt war von einer kränklichen Mutter geboren und selbst von Jugend auf zart und schwach. Das Lernen fiel ihm schwer; er machte schlechte Fortschritte trotz vortrefflicher Lehrer; aber er wollte hinter seinem scheinbar begabteren Bruder nicht zurückstehen und verdoppelte seine Anstrengungen. Im einundzwanzigsten Lebensjahre litt er an einem langwierigen Brustkatarrh. Eine mehrmonatige Studienreise durch die Niederlande, durch England und Frankreich hob seine Gesundheit. Zwar fiel ihm immer noch jede Tätigkeit schwer, aber er dachte nicht an Schonung des Leibes und des Geistes. Er hatte keine Zeit krank zu sein und auszuruhen. Als der rastlose sechzigjährige Forscher und Wanderer, der dreißig Jahre früher auf dem Chimborasso gestanden hatte, zum Mittelpunkte Zentralasiens vorgedrungen war und wieder eine neue Reisestraße südwärts einschlug, da meinte er, seinen Wissensdrang entschuldigen zu sollen, und schrieb: „Bei meinem Alter muß man Nichts aufschieben. Wenn man seine Pflicht der Erhaltung der Gesundheit vorzieht, dann schwinden die

8*

Kräfte früher hin.“ Diese Besorgnis war ein Irrtum, den er selbst dadurch widerlegte, daß er sein arbeitsvolles Leben erst im neunzigsten Jahre vollendete.

Solche Beispiele gelten heute nichts mehr. Wer in jungen Jahren ein bißchen hustet oder gar Blut auswirft, der muß, weil angeblich sein Leben an einem Faden hängt, aus aller Tätigkeit heraus' und wird zu einer langen, langen Untätigkeit verurteilt.

Gäbe diese Behandlung die sichere Gewährschaft oder wenigstens die einzige Hoffnung auf Genesung, dann gut. Aber sind denn etwa die Ärzte einig darüber, daß es keine anderen, keine besseren Heilbedingungen für die Schwindsüchtigen gibt als das Nichtstun, und sind nicht Viele ohnedies gesund geworden?

In einem Alter von dreiundzwanzig oder vierundzwanzig Jahren wurde Jean Jacques Rousseau kurzatmig, bekam Herzklopfen, schleichendes Fieber und spuckte Blut. Er mußte seine Tätigkeit als Gesanglehrer aufgeben und ging aufs Land. Hier war er von früh bis spät im Garten und in der Landwirtschaft tätig und benutzte die freien Stunden zu angestrengtem Lernen und Lesen. Das Brustübel ließ nach und ist das geringste von den vielen Leiden geblieben, von denen der Dulder in seinem sechsundsechzigjährigen Dasein verfolgt worden ist.

In seinem neunzehnten Lebensjahre erlitt Goethe als Student zu Leipzig einen heftigen Blutsturz, schwankte mehrere Tage lang zwischen Leben und Tod und glaubte nach einer leidlichen Genesung einige Monate lang, er habe die Schwindsucht und müsse jung sterben. Glücklicherweise war Niemand da, der seine Lunge täglich untersuchte und den Leidenden in seinen Befürchtungen bestärkte. So kehrte Goethe in das tätigste Leben zurück und wurde dreiundachtzig Jahre alt, nachdem er im zweiundachtzigsten Jahre bei der Nachricht vom Tode seines Sohnes nochmals einen gewaltigen Blutsturz erlitten hatte, und nachdem er, was wichtiger ist als Altwerden und Lungenblutungüberstehen, das wirkungsreichste und segenvollste Leben geführt hatte, was einem Menschen beschieden sein kann.

Auch der Dichter Matthias Claudius litt im neunzehnten Lebensjahre an einem Brustübel mit Blutspeien, das ihn bewog, die Theologie mit der Jurisprudenz zu vertauschen. Er verließ ein großes, tätiges Leben im fünfundsiebzigsten Jahre.

Maurus Jókai bekam in seinem dreiunddreißigsten Jahre eine Lungenblutung. „Ein unheilverkündendes Zeichen bei einem jungen Manne!" sagten die Leute. Der Hausarzt sprach zu ihm: „Du bedarfst keinerlei Arznei, sondern gehe auf Reisen und enthalte dich des Weibes!" – Jókai durchritt dann Siebenbürgen. Vierzehn Tage lang war er täglich fünf oder sechs Stunden im Sattel; stellenweise ging's durch unwegsame Wälder, über steile Berghänge hinauf und hinab. Oft genug tanzte er abends auf einem Balle in denselben Stiefeln, die er unterwegs anhatte. Später meinte er: Das nenne ich eine Radikalkur gegen die Lungenblutung. Mir wenigstens hat sie geholfen. – Er sah nach einem stürmischen Leben in Gesundheit und Kraft seinen neunundsiebzigsten Geburtstag.

Der Rat für Lungensüchtige, das Pferd zu besteigen und wochenlang zu reiten, ist von dem größten aller englischen Ärzte ausgegangen, von Thomas Sydenham. Dieser hat versichert, daß weder das Quecksilber in der Lustseuche noch die Fieberrinde bei dem Wechselfieber wirksamer seien als eine lange Reise zu Pferd oder im Wagen bei der Lungenschwindsucht in allen ihren Graden. Jedenfalls ist dieser Rat für jugendliche Kranke nicht schlechter als der Rat unserer Zeit, am Herde zu verfaulen oder in Heilanstalten.

So wären also die Lungensanatorien zu verwerfen? – Keineswegs. Sie sind gut für gemeingefährliche Schwindsüchtige ohne Erziehung, die durch ihre schlechten Gewohnheiten das Übel verbreiten und deshalb der Erziehung bedürfen. Sie sind auch gut für Unheilbare. Sie haben gegenwärtig entweder die Bedeutung der Aussatzhäuser des Mittelalters oder keine. Die Bedeutung unentbehrlicher Heilanstalten werden sie erst an dem Tage haben, wo sie mit den ausgezeichneten Bedingungen der Krankenpflege, die sie leisten, zugleich die Anwendung eines unbedingten Spezifikums wider den Tuberkelbazillus, welches wir noch erhoffen und suchen, verbinden werden. Bis dahin können sie nicht da sein für Menschen, die durch den Angriff des Tuberkelkeimes nicht wirklich krank, sondern nur an die Schwelle der Krankheit gebracht sind, oder für halbkranke aber noch erwerbfähige Leute; da das Übel, das sie heilen sollen, fast Jeden von uns einmal im Leben ergreift und bei tätigen Menschen mindestens so oft ausheilt wie bei Leuten, die sich schonen.

Gewiß, unter zehn Menschen, die an chronischen Krankheiten sterben, sind sechs Schwindsüchtige; aber unter zehn Gesunden sind neun, bei denen sich der Schwindsuchtskeim einmal angesiedelt hatte und von denen er ganz überwunden worden ist, ohne daß viel Kunsthilfe hinzukam, ja in den weitaus meisten Fällen, ohne daß der Kranke oder der Arzt das beginnende Übel auch nur ahnte. So war es ja bis vor wenigen Jahren.

Heute erkennen wir freilich die ersten und kleinsten Spuren des Angriffs. Aber wir sind noch nicht gewöhnt, zu rechnen und zu beherzigen, wie oft diese Spuren wieder vergehen und wie leicht sie von Vielen überwunden werden. Ob es noch lange dauern wird, bis wir Sehenden das Vertrauen auf die Heilkraft unseres Organismus wiedergewinnen, das die alten Ärzte ihm blindlings schenkten, weil sie ihre Aufmerksamkeit mehr auf die Wehrbewegungen des Organismus richteten als auf die Angriffe und Wirkungen seiner Feinde, denen wir fast allein unsere Aufmerksamkeit widmen?

Es wäre zu wünschen, daß die fromme und berechtigte Zuversicht der Alten sich recht bald wieder mit dem Wissen der Neuen glücklich verbände. Sonst, fürchte ich, kommen wir in absehbarer Zeit folgerichtig dazu, nicht nur Sanatorien für die ungefährlichen Leute mit beginnender Tuberkulose, sondern erst recht Sanatorien für die vielen Gemeingefährlichen mit den ersten Spuren der syphilitischen Ansteckung oder mit dem Makel des übertragbaren Eiterflusses zu gründen; und warum nicht auch Sanatorien für die zahllosen Rheumakranken und Gichtkranken, die weit mehr leiden und weit mehr Hilfe bedürfen als die Menschen mit einem Lungenspitzenkatarrh, und so weiter für Alle, die irgendeiner der schleichenden Krankheiten unterworfen sind, von denen die Welt leider so voll ist, mit denen sich aber die Menschheit bisher geduldig bei ihrem Tagewerk abfand, anstatt die Genesung davon ungeduldig in Heilstätten abzuwarten.

Verstehen Sie mich nicht falsch. Ich habe nichts wider Heilanstalten und Sanatorien; diese sind für viele Kranken und Halbkranken ganz unentbehrlich. Ich kann mich nur nicht damit einverstanden erklären, daß man in sogenannten Heilstätten Menschen ansammelt, die ebensogut, vielleicht sogar schneller und dauernder draußen genesen, und daß man Krankheiten behandelt ohne Rücksicht auf den größeren gesunden Rest im kranken Menschen.

Es ist viel besser, eine kleine Lungenverletzung zu behalten und mit ihr die Arbeitslust zu bewahren, als davon befreit zu werden, aber zugleich das Arbeiten zu verlernen und bei Anderen die Einbildung zu verbreiten, daß Tätigkeit und Genesung von chronischen Übeln sich ausschließen, während das Gegenteil wahr ist.

Jene Art, einseitig zu sehen, das Unwesentliche, die Krankheit, zu beachten und das Wesentliche, die Gegenwehr des Organismus, zu vernachlässigen, ist der Grund für die übertriebene und falsche Leibessorge, von der wir reden. Sie ist schuld, daß nicht allein der Kranke zu einer irrigen und schädlichen Betonung seiner Leibespflege gedrängt wird, sondern auch der Gesunde bei allen seinen Schritten und Handlungen zu überlegen beginnt, ob nicht etwa seine Gesundheit dabei Schaden leiden könne, und daß das Schlagwort: Gesundheitsgemäße Lebensweise! bestechend genug geworden ist, um Alles, was nicht unmittelbar darauf abzielt und dazu fördert, als Nebenzweck anzusehen.

Ich sage noch einmal, der hippokratische Arzt folgt solchen Verirrungen nicht. Wenn Gesundheitspflege Selbstzweck und Lebenszweck wird, dann zieht er sich zurück und erklärt sich und seine Kunst für überflüssig. Er glaubt nicht dazu da zu sein, um die Menschen in Unmündigkeit zu erhalten und dauernd am Gängelband zn führen. Er will nicht am Lebensschifflein des Einzelnen das Steuer beständig hin und her drehen, wenn die Segel gut gestellt sind und der Wind frisch weht. Er will nicht die große

Macht, die das Vertrauen seiner Schutzbefohlenen ihm leiht, dazu mißbrauchen, sie unselbständig zu machen. Das höchste Ziel seiner Kunst ist, diese selbst überflüssig zu machen. Und keineswegs möchte er sich den Vorwurf zuziehen, den Rousseau irrtümlich den Ärzten gemacht hat, daß sie die Schuld an den verderblichsten Leiden trügen, von denen die Menschheit heimgesucht wird, die Schuld an der Feigheit, dem Kleinmut, der Leichtgläubigkeit und der Furcht vor dem Tode; daß sie den Mut ertöten, während sie den Leib heilen wollen und daß sie wandelnden Leichnamen nur Scheinleben verleihen. Ihre Kunst sei da zum Vergnügen geschäftloser Müßiggänger, die nicht wissen, was sie mit ihrer Zeit anfangen sollen und diese deshalb in der Sorge für ihre Leibespflege vergeuden.

Der Arzt dient denen, die den Wahlspruch haben:

Das Lebend'ge will ich preisen,
Das nach Flammentod sich sehnet!

Den Anderen, die ihn etwa um Rat fragen, wie tief sie ihre Talente vergraben müssen, um vor dem Tode sicher zu sein, möchte er antworten, was Napoleon seinem Bruder Ludwig schrieb, als dieser den Thron von Holland aus Gesundheitsrücksichten ablehnen wollte: „Es ist besser, auf einem Königsthron zu sterben, denn als französischer Prinz zu leben!"

Der Prinz mußte seinem kaiserlichen Bruder gehorchen.

Immerhin wären die Leute in ihrem Recht, die an derartigen Anmutungen Ärgernis nehmen und den Arzt daran erinnern möchten, daß sie keine Lehren hören wollen, wie sie ihr Leben wegwerfen, sondern wie sie es erhalten können.

Vielleicht wartet auch mein verehrter Zuhörerkreis ungeduldig auf eine endliche Darlegung genauer Gesundheitsvorschriften, die der Titel meines heutigen Vortrages zu versprechen schien. Ich fürchte, meine geehrten Damen und Herren, daß ich Sie enttäuschen muß.

Oder werden Sie sich zufrieden geben, wenn ich Ihnen eine ganz allgemeine Verhaltungsmaßregel zur Befestigung und Bewahrung der Gesundheit sage, wobei ich mich der Worte des lebensweisen Schopenhauer bedienen kann, die in wahrhaft hippokratischem Geiste gesprochen sind? „Man härte sich dadurch ab, daß man dem Körper, sowohl im Ganzen wie in jedem Teile, solange man gesund ist, recht viel Anstrengung und Beschwerde auflege und sich gewöhne, widrigen Einflüssen jeder Art zu widerstehen. Sobald hingegen ein krankhafter Zustand, sei es des Ganzen oder eines Teiles, sich kundgibt, so ist gleich das entgegengesetzte Verfahren zu ergreifen und der kranke Leib oder Teil desselben auf alle Weise zu schonen und zu pflegen; denn das Leidende und Geschwächte ist keiner Abhärtung fähig." Damit ist das Wichtigste gesagt, was für einen Jeden paßt.

Gewiß gibt der Arzt noch weitere und besondere Gesundheitsvorschriften und, wo es nötig ist, sehr bestimmte und sehr genaue; aber er kann sie nur solchen Menschen geben, deren Organismus mit seinen Eigentümlichkeiten, deren Alter, Geschlecht, Vorgeschichte, Lebensführung, Berufstätigkeit ihm bekannt sind. Denn er weiß, daß das Kind anders leben muß als der Erwachsene, das Weib anders als der Mann, der Städter anders als der Bauer, der Gelehrte anders als der Handwerker, daß, was der Winter verlangt, für den Sommer nicht paßt, was für die Tropen gut ist, nicht ins kalte Klima gehört, was an der Seeküste heilsam ist, im Hochgebirge schaden kann.

Eine allgemeine Gleichmachung der gesundheitsgemäßen Lebensweise erscheint ihm so unmöglich wie widersinnig. Einzig richtige Lebensregeln für ein ganzes Volk, für die Menschheit zu erlassen, maßt er sich nicht an. Das überläßt er den heutigen Gesundheitsaposteln, die der Meinung sind, daß Einunddasselbe sich für Alle schicke; die überzeugt sind, es müsse scharfe Begrenzungen dafür geben, was und wieviel der Mensch essen und trinke dürfe, wie er sich waschen und kleiden und betten und bewegen solle, zu welcher Stunde er einschlafen und wieviel Stunden er arbeiten, laufen, sich zerstreuen solle. Solche gemeingültigen Vorschriften, womit Menschen von den verschiedensten Anlagen, Fähigkeiten und Bedürfnissen nach demselben Maße gemessen und in dieselben Lebensgrenzen gezwungen werden sollen, erinnern ihn allzusehr an das Verfahren des berüchtigten Unholdes in Attika zur Zeit des Theseus. Der hatte nur ein Bett und verlangte, daß alle Reisenden, die bei ihm um Obdach baten, hineinpaßten. Kam Einer, der zu lang für das Bett war, so schnitt er ihm die Beine soweit ab, bis er die richtige Kürze hatte; kam Einer, der zu kurz war, so streckte er ihn gewaltsam aus, bis er die nötige Länge hatte.

Nicht so wie dieser Prokrustes handelt der wissenschaftliche Arzt. Er verfertigt keine Schablone der Lebenskunst und zwingt alle Menschen hinein, sondern er beobachtet die Menschen, beobachtet möglichst viele von ihnen unter möglichst verschiedenen inneren und äußeren Umständen und versucht das Regelmäßige und Gesetzmäßige aus der Summe der Beobachtungen abzuleiten. Indem er dabei im Allgemeinen zu der Aufstellung der natürlichen Dinge kommt als derjenigen Bedingungen, unter denen der Mensch lebt und vergeht, gedeiht und erkrankt und genest, findet er zugleich, daß diese Bedingungen für Jeden eine andere und dazu schwankende naturgemäße Breite oder Enge haben.

Er sieht Menschen, die fast den vollen Tag geistig rege und tätig sind; andere, die von der geringsten geistigen Anstrengung ermüden, dabei aber vielleicht den größten körperlichen Leistungen sich gewachsen zeigen. Auf die Frage, wie lange darf der Mensch geistig arbeiten, wird er antworten: Kant, der einen zarten Körper hatte, meinte, acht Stunden sei die gesundheitsgemäße Zeit; aber Voltaire, der auch nicht kräftiger erschien, arbeitete noch im höchsten

Greisenalter achtzehn bis zwanzig Stunden in unermüdlicher Geistesfrische und mit erstaunlicher Geistesschärfe; Napoleon arbeitete oft fünfzehn Stunden ohne Unterbrechung und ohne Nahrung zu nehmen; und Karl der Große und Peter der Große und Friedrich der Große hatten selten einen kürzeren Arbeitstag als zwölf Stunden.

Der Arzt sieht Menschen, die mit fünf oder sechs Stunden Schlaf ausreichen, wie Friedrich, Napoleon, Christine von Schweden; andere, die nicht weniger als zehn oder zwölf Stunden Ruhe zur Erfrischung ihres Geistes und Körpers nötig haben, wie Schopenhauer oder wie der Sekretär der schwedischen Königin, der Philosoph Cartesius, der rasch hinsiechte und starb, als die rastlose Herrscherin ihm seine gewohnte Schlafzeit um mehrere Stunden verkürzte. Bei solchen Erfahrungen wird der Arzt sich wohl hüten, von einer natürlichen Schlafdauer im Allgemeinen zu reden, und kaum zustimmen, wenn man die Regel Kants, der Mensch habe acht Stunden Schlaf nötig, eine goldene Regel nennt. Er sieht vielmehr zu, was jedem Einzelnen an Schlaf nottut und wohltut, und warnt nur vor einem schädlichen Mindermaß und Übermaß, wenn etwa Einer, wie Friedrich der Große, in übereifrigem Schaffensdrang sich des Schlafes ganz entwöhnen möchte, oder wenn so manche Andere zu Langschläfern nicht sowohl aus Bedürfnis als aus einer üblen Angewöhnung geworden sind. –

Der Arzt findet Menschen, die mit sehr geringer und

sehr einfacher Kost den Haushalt ihres Organismus bestreiten wie Benjamin Franklin, der von seinem sechzehnten Lebensjahr ab die Fleischspeisen für lange Zeit ganz vermied und zur Hauptmahlzeit häufig weiter nichts als einen Zwieback oder eine Schnitte Brot und eine Traube oder ein Stückchen Obstkuchen aß und Wasser dazu trank, dabei in rastloser Tätigkeit ein Alter von vierundachtzig Jahren erreichte; oder wie Byron, der als Achtzehnjähriger begann, bei gewaltsamen Körperanstrengungen und bei großer geistiger Arbeit sich mit einer einzigen Mahlzeit täglich zu begnügen, wobei er nie mehr als ein viertel Pfund Fleisch zu sich nahm und oft sogar tagelang nur von Zwieback und Sodawasser lebte. – Solchen Menschen mit äußerster Mäßigkeit stehen andere gegenüber, die viel und vielerlei essen müssen, um ihr Wohlbefinden und ihren Kraftbestand zu erhalten, wie Karl der Große, der oft klagte, wie schädlich seinem Körper die kirchlichen Fasttage wären, stets einen großen Fleischhunger hatte und die Ärzte haßte, weil sie ihm mittags den gewohnten Braten verbieten wollten; oder wie Schopenhauer, der seinem Gastwirt das Mittagessen doppelt bezahlte, damit der Mann auf seine Kosten kam, und der seinen großen Hunger mit Goethes und Kants starkem Eßbedürfnis entschuldigen zu müssen glaubte.

Bekanntlich ist Goethe so alt wie Franklin geworden. Kant starb im einundachtzigsten Lebensjahre, und Schopenhauer erreichte das dreiundsiebzigste.

Byron und Franklin entwickelten bei der spärlichsten Nahrungsaufnahme große und ausdauernde Kräfte des Leibes und des Geistes, während bei so Manchen, die viel verzehren, nichts anschlägt, wie bei jenem unglücklichen Studenten, der seinem Vater schrieb: Es ist zum Verzweifeln. Ich mag essen und trinken, was ich will; ich bekomme keine Lust zum Studieren!

Kein Arzt möchte wohl jene Mäßigen mit Erfolg zum Mehressen ermahnen, noch weniger aber versuchen, dem Studenten eine sogenannte naturgemäße Kost in der Hoffnung vorzuschreiben, er würde ihn zum Studieren bringen. Er wird ihm höchstens den Rat geben, von so vergeblichem Bemühen abzulassen und das Geld seines Vaters anderswo als auf Universitäten zu verzehren.

Die Gesundheitsapostel reden viel von der Notwendigkeit des Bades und besonders des kalten Bades für die Erhaltung und Vermehrung der Gesundheit. Diese Wirkung des Bades hat schon der Heldenerzieher Plutarch vor achtzehnhundert Jahren bestritten. Das warme hält er keineswegs für unentbehrlich, und von dem kalten sagt er, daß sein Gebrauch weniger der Gesundheit zuträglich sei als darauf abziele, daß der Wassermann vor den Leuten seine Stärke zeige und damit prahle. Auch der Arzt kann nicht ohne weiteres das Baden als notwendig empfehlen. Denn er sieht genug Menschen in der Stadt und auf dem Lande, die in ihrem ganzen Leben kein Bad genommen haben und trotzdem das höchste Greisenalter erreichen, wie der Zyniker Diogenes, der neunzig Jahre alt geworden ist, und der Eremit Antonius, der erst im hundertundfünften Jahre starb. Er sieht Andere, denen ein tägliches kaltes Bad zur angenehmen Gewohnheit, ja zum Bedürfnis geworden ist wie dem Kaiser Augustus, der die Zahl seiner Jahre auf sechsundsiebzig brachte; wieder Andere, die auch täglich baden, aber die warmen, ja die heißen Bäder vorziehen und dabei kaum kürzer leben; so Karl der Große, der in den Aachener Thermen zweiundsiebzig Jahre alt geworden ist. Was, glauben Sie, würde wohl Napoleon, der ebenfalls in stundenlangen heißen Bädern sich von seinen ungeheuren geistigen Arbeiten und leiblichen Strapazen erholte, was würde er seinem Arzt geantwortet haben, wenn dieser ihm das heiße Bad als naturwidrig hätte verleiden wollen und als Lobredner des kalten Bades aufgetreten wäre? Hätte er ihm nicht mit feinem Spott entgegnen können, um geistesfrisch und körperfrisch wie Napoleon zu werden, müsse man eben heiß baden? –

Wie ist der Geschlechtstrieb für die Erhaltung der Gesundheit und eines langen Lebens zu regeln? Viele Gesundheitslehrer empfehlen seine Befriedigung und darum das Heiraten dringend, widerraten aber die Ehe nach dem vierzigsten Jahre. Das mag im Allgemeinen gut sein, kann aber für den Einzelnen keine Geltung haben, solange es Beispiele gibt von Männern wie Joachim Nettelbeck, der im fünfundsiebzigsten Jahre zum drittenmal ein Weib nahm und aus dieser dritten Ehe eine Tochter noch zehn Jahre alt werden sah, oder Beispiele wie Newton, der nie ein Weib berührt hat und das neunzigste Jahr vollendete.

Welche Kleidung ist die gesundheitsgemäße? Karl der Große trug nach der Sitte der alten Franken ein leinenes Hemd, leinene Wickelhosen und Schnürschuhe. Das gilt heute manchen Gesundheitslehrern für eine naturwidrige Art sich zu kleiden. Aber dieselben Gesetzgeber sind auch nicht damit einverstanden, daß Einer Flanell auf dem Leibe trage wie Napoleon.

Meine Damen und Herren! Ich will keine weiteren Beispiele für die verschiedenen Lebensweisen der Menschen aus der Weltgeschichte mit ihren großen Ausnahmemenschen bringen.

Es kann Ihnen nicht schwer fallen, in Ihrer nächsten Umgebung und in der Enge bürgerlicher Verhältnisse Beispiele genug dafür zu finden, daß für eine wahre Lebenskunst mit allgemeinen Vorschriften wenig gedient ist und daß der Arzt, anstatt willkürliche Regeln aufzustellen, zusehen muß, wohin einen Jeden seine Natur treibt und seine Umgebung zieht.

Es würde zu weit führen, wollte ich Ihnen die natürlichen Ursachen für die besprochenen Unterschiede bei den verschiedenen Menschen ausführlich darstellen. Sagen wir kurz, daß sie begründet sind in der leiblichen Anlage, die der Einzelne durch seine Abstammung überkommen hat, und in der Entwickelungsbreite, die ihm die Gunst oder Ungunst der äußeren Einflüsse vergönnt hat. Betrachten Sie den Menschen als ein Webstück, wozu die Vorfahren die Kette und der Einfluß äußerer Zufälligkeiten den Einschlag liefern, und bedenken Sie, daß jene Kette aus sehr vielen einzelnen Fäden, den Teilen und Organen des Organismus, besteht, die alle verschieden, vollwertig und minderwertig, stark oder schwach, angelegt sein können und von denen ein jeder wieder für sich durch den Einschlag erworbener Erziehung gekräftigt oder durch den Einschlag hinzutretender Krankheit verkümmert werden kann, so erhalten Sie eine blasse Vorstellung von der Unzahl der verschiedenen Konstitutionen, die wir unter dem Begriff „menschlicher Organismus" zusammenfassen, und Sie verstehen, daß die Unterschiede zwischen starken und schwachen Naturen, Kopfarbeitern und Handwerkern, Kurzschläfern und Langschläfern, Sparmägen und Nahrungsverschwendern, Wärmebedürftigen und Kälteliebenden und so weiter keineswegs zufällig sind.

Bedenken Sie dazu, wie verschieden die Ansprüche der Umgebung sind, die an den Einzelnen vermöge seiner Erziehung, seines Standes, seiner Berufsarbeit, seines Landes herantreten, so werden Sie leicht zugeben, daß nur der Arzt, der alle jene inneren und äußeren Bedingungen kennt und im einzelnen Falle nach Möglichkeit prüft und berücksichtigt, die Vorkenntnis dazu hat, um den Einzelnen, der aus dem inneren oder äußeren Gleichgewicht gekommen ist und den natürlichen Instinkt der Selbstbestimmung und Selbstrettung verloren hat, in der Lebenskunst zu beraten, das bisher Geübte gutzuheißen oder zu verändern. Nur er sieht das Ungenügende und kann es ergänzen, das Mangelnde und kann es einführen; nur er erkennt die wirklichen Schädlichkeiten und kann versuchen, sie zu entfernen.

Indem er die Kräfte und Schwächen des Einzelnen überblickt, kann er überlegen, ob und wie sie sich mit den besonderen Pflichten des Lebens und mit den Forderungen des Tages, in die ein Jeder durch Geburt oder Beruf oder Wahl hineingestellt ist, vertragen, und so allein gewinnt er die wahre Grundlage für die naturgemäße Lebensweise, für die der Natur des Einzelnen gemäße Lebensweise.

Im Allgemeinen kann er zwar sagen, dieses und jenes ist der Natur des Menschen überhaupt zuträglich oder feindlich; im Allgemeinen kann er warnen vor den völkervernichtenden Untugenden der Unreinlichkeit, der Unmäßigkeit, der Trägheit, der Unzucht, belehren über die gesundheitverwüstenden Wirkungen der Tuberkulose, der geistigen Getränke und anderer Betäubungsmittel, der schlechten Bücher, der Lustseuche; er kann auf alles hinweisen, was die Gesundheit untergräbt, die Kräfte des Leibes und des Geistes schwächt und aufreibt. Aber er kann nicht im Allgemeinen sagen, unter welchen Voraussetzungen und Bedingungen wir Alle den Gebrauch unserer Kräfte am sichersten und weitgehendsten üben und die Dauer unseres Lebens und Wirkens auf das höchste Maß bringen. Kurz, er kann und wird nie für die große Menge bestimmte Vorschriften zur Gesundheitspflege erlassen unter dem Ruf: So sollt ihr leben!

Das mögen Andere in treuherziger Unwissenheit tun; wenn er es täte, es wäre Betrug.

Für gewöhnlich wird der Arzt sein Wissen und seine Kunst nur bei Kranken und Leidenden anzuwenden Gelegenheit nehmen. Den Gesunden, der sich von ihm Lebensregeln erbittet, wird er zunächst daran erinnern, daß die Macht des Willens imstande ist, in weitem Maße die leiblichen Bedürfnisse höheren Pflichten unterzuordnen, und für das Weitere wird er ihn auf den eigenen Instinkt und auf den Völkerinstinkt, auf die Erfahrung ganzer Geschlechter, wie sie sich in den Sitten des Landes und des Standes äußert, verweisen.

Fragen Sie ihn also in gesunden Tagen: Was soll ich essen, wieviel und zu welcher Stunde, so wird er Sie auf Ihr Hungergefühl, auf die gebräuchliche Form der Hausmannskost, auf die Mittel des heimatlichen Bodens und der erprobten Einfuhr verweisen. Er wird Ihnen sagen, daß immer noch Hunger der beste Koch und eine leckere Zunge der Feind des Magens ist. Er wird Sie mehr vor dem schädlichen Zuviel als vor dem Zuwenig, mehr vor unzweckmäßigen, verdorbenen und giftigen Nahrungsmitteln, vor den Zutaten der Gewürze und Genußmittel warnen, als Ihnen eine bestimmte Kostordnung machen.

Fragen Sie ihn in Deutschland oder in England, was von der vegetarischen Kost zu halten sei, so wird er Ihnen sagen, daß die hier vielfach geübte Fleischmast auf die Dauer schädlich, also unnatürlich, ist, ja er wird zugeben, daß man unter gewissen Voraussetzungen ganz gut ohne Nahrung aus dem Tierreich auskommen könne, daß es für die meisten Menschen sogar rätlich sei, sich zu gewöhnen, tagelang auch ohne Fleisch zu leben, daß aber nichts verpflichte, eine Ernährungsweise, die in Italien und in Indien landesgemäß ist und die der Tiroler und der Chinese notgedrungen üben, nach dem Norden zu verpflanzen und der europäischen Zivilisation aufzuzwingen. „Die Hindus der Wüste geloben, keine Fische zu essen."

Er wird Sie belehren, daß die Vegetarier zu ihren einseitigen Vorschriften entweder durch ein mehr oder weniger ausgesprochenes Sonderbedürfnis getrieben werden, oder daß sie solche Vorschriften irgendwo gehört und, für Einreden empfänglich, angenommen haben; daß sie aber sicher im Irrtum sind, wenn sie meinen, ihr Glaubensbekenntnis etwa mit den Vorschriften des mosaischen Gesetzes, der Hindureligion, des Korans unterstützen zu können. Denn sie müßten bedenken, daß religiöse Verbote und Gebote für die Lebensweise fast ausnahmslos beschränkte Bedeutung für ein ganz bestimmtes Volk und ein ganz bestimmtes Land haben und daß die Gesundheitsmaßregeln der Religionsstifter nur auf örtliche Bedürfnisse berechnet sind. Wie das deutlich die erdumspannende katholische Kirche dadurch anerkennt, daß sie auf besondere Vorschriften in der Gesundheitspflege Verzicht leistet und die Enthaltung von Fleisch zu bestimmten Zeiten nur als ein äußeres Zeichen des Bekenntnisses und als eine Übung in der Tugend der Enthaltsamkeit fordert.

Fragen Sie einen wissenschaftlichen Arzt, ob Sie sich mit kaltem oder mit warmem Wasser waschen sollen, so wird er, falls Sie keine Anlage haben, die das kalte Wasser widerrät, wohl zum ersteren anhalten, dabei aber nicht vergessen, was er durch Tacitus weiß, daß die alten Germanen sich warm wuschen und doch gesund waren.

Fragen Sie ihn, ob geistige Getränke gut oder schlecht sind, so wird er sagen, solange Sie jung sind, trinken Sie keine, denn sie bergen große Gefahren, große für Sie selbst, größere für Ihre Nachkommenschaft; aber wenn Sie alt geworden sind oder wenn langwierige Leiden die Verordnung beruhigender und sorgenlösender Mittel erforderlich machen, so werde ich Ihnen die geistigen Getränke nicht vorenthalten.

Fragen Sie ihn, welche Unterkleider soll ich tragen, Linnen oder Nessel oder Jägers Wollhemden oder Lahmanns baumwollene Originalreformunterkleider oder Kneipps Gesundheitsleinenwäsche oder Schönherrs poröses elastisches

Leinen oder Goßmanns Ventilationswäsche aus Zwirngewebe oder Schießers Abhärtungswäsche aus Ramie, so wird er Ihnen antworten: Wie gleichgültig es für den Gesunden ist, was er auf der Haut trägt, sehen Sie schon daraus, daß jeder der Naturheilkundigen etwas Anderes empfiehlt und als das einzig Wahre hinstellt; im Krankheitsfalle werde ich nicht unterlassen, das Zweckmäßigste für Sie auszuwählen.

Falls Sie Geld zuviel und Lust an häufiger Veränderung haben, so schaffen Sie sich jedesmal die neuesten Reformkleider, Reformschuhe, Reformbetten, Reformkocher an. Im anderen Falle genügt es, daß Sie darauf sehen, sich das Schädliche einer habgierigen Industrie und einer launischen Tagesmode fernzuhalten.

Jedenfalls sind die Abhärtungsvorschriften und Mäßigkeitsregeln der sogenannten Naturärzte besser als ihre oft so engherzigen und willkürlichen Einschränkungen auf eine bestimmte Lebensführung, und ein Erfolg, den man ihren Heilanstalten nicht absprechen darf, ist die Erziehung und gründliche Besserung verweichlichter und überernährter Kränklinge.

Den Gesunden gar zu peinlich lehren wollen, wie er atmen, essen, sich waschen, sich besonnen, sich durchlüften, sich kleiden, sich bewegen solle, heißt ihn schwächen und zum Hypochonder machen. Es genügt, ihm die Grenzen zu zeigen, wo die Gefahren der Übertreibung und der Verzärtelung beginnen. Für das Übrige sorgt Instinkt und persönliche Erfahrung, die nicht ohne kleine Anstöße gewonnen wird.

Meine Herren und Damen! Naturgemäß leben heißt arbeitsam und mäßig leben; so viel arbeiten, daß Essen und Schlaf und Erholung die Würzen des Lebens, nicht das Leben selbst werden, und so viel genießen, daß das Wohlbefinden erhöht aber die Arbeitslust nicht durch üble Nachwirkungen vermindert wird. Das ist eine allgemeingültige Gesundheitsregel. Sie paßt für den Kaiser wie für den Bauer, für den Kopfarbeiter wie für den Handwerker. Sie gilt für Menschen mit großer wie für Menschen mit kleiner Gesundheit.

Die schlimmsten Feinde dieses naturgemäßen Lebens sind die Schwächen unserer eigenen Natur, die die leiblichen Bedürfnisse gegenüber unseren Pflichten einseitig betonen und uns nachgiebig machen gegen die tätigkeitshemmenden, lähmenden Einflüsse unserer Umgebung.

Damit soll nicht gesagt sein, daß das naturgemäße Leben die Aufhebung des geselligen Lebens und die Verleugnung der Kultur verlange; aber es weist die Ansprüche einer verirrten Kultur und eines verkünstelten Gesellschaftslebens zurück. Es fordert, daß der Einzelne sein Ich für den Lebenszweck rette und unbekümmert um Andere dem erkannten Beruf und der übernommenen Arbeit folge. Wovon uns jüngst der Staatssekretär Posadowsky ein Vorbild geworden ist. Er konnte eine fast unbegrenzte Tätigkeit mit der Erhaltung seiner Gesundheit verbinden. Von Jugend auf dehnte er seinen Tag in der Regel bis nach Mitternacht aus, und doch blieben seine Kräfte unverwüstlich bis ins Alter. Man fragte ihn, wie das möglich geworden sei. Er antwortete: Ich rauche nicht, ich trinke nicht, ich gehe nicht zu Hofe und bin bei keinem Festessen. Meine Ferien verwende ich zu Studienreisen.

So erhalte sich und seine Gesundheit der Einzelne! Die Gesellschaft führt ein naturgemäßes Leben, wenn sie die Schädlichkeiten, die sich immer wieder mit den Forderungen und Einrichtungen des bürgerlichen Zusammenseins verknüpfen, unbedingt abwehrt und sie wenigstens auf ein erträgliches Maß beschränkt. Sie muß vor Allem im Namen der Gesundheitspflege Einspruch dawider erheben, daß in der heranwachsenden Jugend der beste, der eigene Teil unterdrückt wird, indem ihre Unterweisung, bei der mehr die Bequemlichkeit der Erzieher als der Vorteil der Zöglinge berücksichtigt scheint, eine einseitige Gehirnpfropfung und derart an die Schulbank gebunden bleibt, daß sogar im Anschauungsunterricht nicht die Dinge selbst, sondern nur Abbilder und Schattenbilder davon vorgezeigt werden. Sie muß im Namen der Gesundheitspflege die Verknöcherung der Haussitten und Standessitten bekämpfen und so immer wieder an den Zeiten rütteln, die das Weib in den vier Wänden des Hauses eingesperrt halten und dem Manne nur den Wechsel zwischen der Berufstätigkeit und dem Stammtisch gönnen möchten, dem Gelehrten das Turnen, dem Geistlichen das Baden übel deuten. Sie muß im Namen der Gesundheitspflege die Anlage von Gartenstädten, die Entfernung schädlicher und geräuschvoller Industriewerke aus der Nähe der menschlichen Wohnungen verlangen; sie muß verlangen den Schutz der Nachtruhe, die Ahndung der Nahrungsmittelverfälschungen und der verlogenen Anpreisung von Genußmitteln und Heilmitteln; sie muß verlangen die Einrichtung von Spielplätzen, Turnhallen, öffentlichen Bädern.

Aber keineswegs fordert die natürliche Gesundheitspflege, daß alle Städter zum Landleben zurückkehren oder daß der Bauer städtische Wohlfahrtseinrichtungen und das Maß städtischer Wohnungen und Schulhäuser annehme; sie fordert nicht, daß das Weib mit dem Manne in Leibesübungen wetteifere oder daß ein Mann von schwacher Gesundheit seine Kräfte, die eben zum Tagewerk ausreichen, im kalten Bade, im Wetturnen, in überflüssigen Übungen vergeude. Kurz, sie verlangt keine Ausgleichung und Mißachtung der natürlichen Unterschiede.

Eines schickt sich nicht für Alle!
Sehe Jeder wie er's treibe,
Sehe Jeder wo er bleibe,
Und wer steht, daß er nicht falle!

Zeitfracht Medien GmbH
Ferdinand-Jühlke-Straße 7
99095 Erfurt, Deutschland
produktsicherheit@kolibri360.de